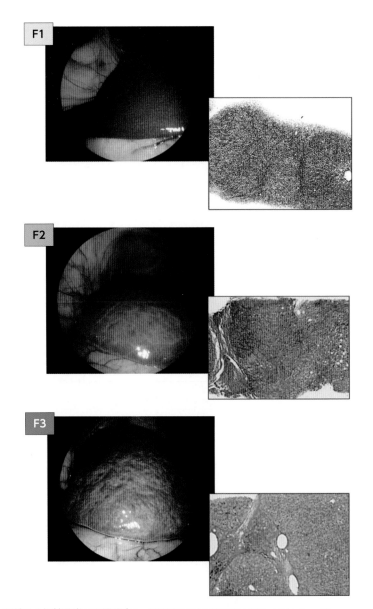

▶ **口絵1：慢性肝炎から肝硬変へ**（腹腔鏡写真は加藤道夫博士撮影．コラム5，p.8）

慢性肝炎から肝硬変へのプロセスは肝臓の線維化進展の連続的な過程である．肝臓の組織検査により，慢性肝炎をF1からF3までの3段階に分類する．F4は肝硬変である．それぞれ，左上は腹腔鏡（お腹の中を見る内視鏡）を通して観察した肝臓，それぞれ右下は肝臓の組織を一部とって顕微鏡で観察した組織像（青く染まっているのが線維）

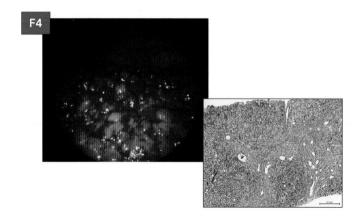

▶ 口絵1(続き)：慢性肝炎から肝硬変へ(コラム5, p.8)

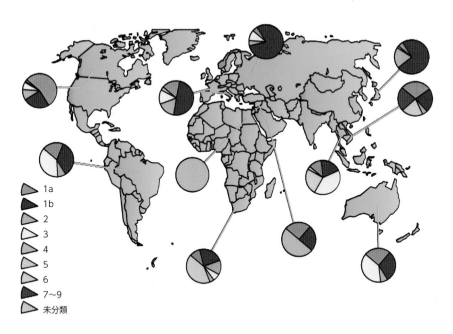

1a
1b
2
3
4
5
6
7〜9
未分類

▶ 口絵2：C型肝炎ウイルスの遺伝子型とそのサブタイプの地理的分布 (図3-1, p.53)

(Zein NN: Clin Microbiol Rev. 2000; 13(2): 223-235)

肝炎のはなし
HEPATITIS STORY

巨大感染症の発見と
その克服の30年

竹原徹郎［著］

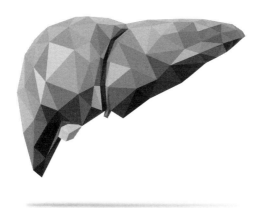

朝倉書店

はじめに

—— C型肝炎のブリーフ・ヒストリー

　C型肝炎は1980年代末に私たちの目の前に現れ，世界で数億人規模の健康被害があることが突如明らかになった疾患です．当時，"非A非B肝炎"と呼ばれていた謎の肝疾患の原因が，C型肝炎ウイルスによるものであることが1989年に明らかになりました．C型肝炎ウイルスは血液や外傷を介して感染し，多くは持続感染[*1]となり，ウイルスは体の中で最も大きな臓器である肝臓で増殖します．その結果，肝炎を発症し，長い時間をかけて肝臓の線維化（硬くなること）と癌化を起こすことがわかりました．問題は，ウイルスが感染し，肝炎を発症しても多くの場合，症状が軽微で気がつかないことです．原因が特定されない状態で，おそらく近代に入り，知らない間に感染が拡大し，発見当時，世界で1億7000万人，日本で約200万人の感染者がいるという実態が明らかになりました．肝疾患，特に肝癌による死亡者がどこの国でも増加して，大問題となったのです．

　ウイルスが発見されると，ウイルスが存在するということを的確に診断できるようになり，輸血後肝炎を始めとした重要な感染ルートを遮断できるようになりました．インターフェロンという薬が，ウイルス排除に有効であることが間もなく知られるようになりましたが，その効果は多く見積もっても概ね3分の1程度でした．インターフェロンは，風邪などウイルス感染症の際に，もともと私たちの体で作り出されるサイトカイン[*2]の一種です．ウイルスの増殖を抑制しますが，発熱や倦怠感など多彩な生体作用があります．抗ウイルス薬としてこれを用いると，インターフェロンがもつ様々な副反応が起こるので，多くの患者さんはインターフェロンで治療することができませんでした．そして，インターフェロンが投与できたとしても，その治療効果は限定的だったのです．また，治療に要する期間も半年，1年と長期にわたることも問題でした．その後，古くから知られていた抗ウイルス薬であるリバビリンにインターフェロンの効果を増強する作用が

---

*1　持続感染：一過性感染とは異なり，病原体が体内から排除されず感染状態が続くこと
*2　サイトカイン：細胞間の情報を伝達する生体分子（☞ **3.1.1**）

見出されましたが，状況は大きくは変わりませんでした．

　1999年になって，ようやくＣ型肝炎ウイルスの遺伝子の一部を培養細胞で増殖させることができるようになりました．このシステムを用いると，どんな化合物にウイルスの増殖を抑制する作用があるか検討できるようになります．このような中で，2000年代に入ると，Ｃ型肝炎ウイルスのプロテアーゼ^{＊3}という酵素の働きを阻止する化合物が合成されるようになり，Ｃ型肝炎ウイルスに直接作用する抗ウイルス薬（direct-acting antivirals：DAA）が患者さんの治療に使えるようになったのです．これが2010年代初頭のことです．当初，このプロテアーゼ阻害薬は，インターフェロンやリバビリンと併用し，インターフェロン治療の効果を最大限に引き出す治療法としての性格が強かったのですが，続いて，やはりウイルス増殖システムを用いることにより，作用機序の異なるDAAが開発されました．ウイルスのNS5Aというタンパク質に阻害作用をもつ薬剤，そして，ポリメラーゼ^{＊4}という酵素に阻害作用を示す薬剤です．現在では，この3つのクラスのDAAの少なくとも2つ以上を組み合わせて，インターフェロンを用いずに治療をするのが標準です．このような治療により，3カ月の治療期間でほとんどの患者さんでウイルスを排除できるようになりました．このような治療が出てきたのが2010年代半ば，つい最近のことです．

　ウイルスが発見されて約30年，ウイルスが静かに蔓延した期間に比べれば，驚くべき短い期間で"感染症としてのＣ型肝炎"の克服が展望できる時代になりました．これは，医学・医療の発展の歴史の中でも特筆すべきことの1つではないかと思います．もちろん，Ｃ型肝炎がなくなるには，おそらくまだ10年以上の歳月がかかるでしょうし，本当にゼロにできるかどうかは議論があります．症状がないＣ型肝炎の患者さんをウイルス検査で見つけ出し，正しく診断して治療に結びつけることは，日本全体そして世界規模で考えると容易なことではありません．さらに，日本ではあまり問題になっていませんが，いくら治療しても，不用意な行為や衛生状態により再感染してしまうという問題があります．また，DAA治療を失敗すると，そのウイルスは耐性度を上げ，DAAに反応しないウイルスが出現してくるという問題もあります．Ｃ型肝炎に対してはワクチンが開発されていません．ワクチンがない状況で，抗ウイルス薬だけで世界中のウイル

＊3　プロテアーゼ：タンパク分解酵素
＊4　ポリメラーゼ：核酸合成酵素

スを撲滅することは困難なのではないかとも言われています．また，"感染症としてのC型肝炎"とお断りしたのは，DAAはあくまでもウイルスを排除する薬剤であるということです．C型肝炎は長期にわたり肝臓を傷害し，肝臓に線維化や癌化を起こす疾患であると述べました．ウイルスがDAAにより排除されると，このような肝臓の病気を進行させていた原因は取り除くことができますが，進んでしまった肝臓の病気を即座に元に戻すことはできません．肝臓の線維化に伴う種々の障害は残りますし，また肝臓が癌化しやすいという性質もすぐになくなるわけではありません．"感染症としてのC型肝炎"は治癒したけれども，"肝疾患としてのC型肝炎"には，いましばらく付き合っていかなければなりません．これはとても大切なことです．

　以上がC型肝炎に関するとても短い歴史です．C型肝炎は，その健康被害の規模が甚大であったこと，そしてその実態の解明と克服がわずか30年の短い期間で劇的に進展したこと，このような視点から，その医学・医療の発展の歴史には目を見張るものがあります．また，単なる"感染症"というだけではなく，初期の肝炎から末期の肝硬変・肝癌まで"疾患"として縦の広がりがあり，肝臓病を考える上で1つの典型と言えるのではないかと思います．このようなC型肝炎の発見と克服の歴史を，広く知っていただきたいと思い，一般の方にわかりやすいように読み物としてまとめました．肝臓の病気とはそもそもどのようなものなのか，ヒトは歴史の中で肝炎ウイルスとどのように付き合ってきたのか，肝炎ウイルスはどのようにして発見されたのか，ウイルスが発見されるということは公衆衛生上どのようなインパクトがあるのか，ウイルスの発見がすぐには薬の開発につながらないのはなぜなのか，現在C型肝炎はどこまで治るのか，C型肝炎の現在の課題は何なのか，そして今日どのようなことが肝疾患で問題になっているのか，読者の皆さんに興味をもって読んでいただけると幸いです．

2021年5月

竹　原　徹　郎

目　　次

1.1 　肝炎とは何か

　肝炎というのは何だと思われますか？「そんなことわかってる，健康診断でひっかかる AST とか ALT でしょう」と言われそうです．そうです．血清 ALT 値が上昇する疾患なのです．ALT というのはアラニンアミノ基転移酵素（alanine transaminase）の略で，アミノ酸であるグルタミン酸とアラニンとの間でアミノ基と呼ばれるアミノ酸の大切な構成部分をやり取りする酵素です（**図1-1**）．肝細胞にたくさん存在しますが，その他の細胞にはあまり存在しません．AST はアスパラギン酸アミノ基転移酵素（aspartate transaminase）の略で，別のアミノ酸間でアミノ基のやりとりをします．肝細胞だけでなく，筋肉や血液の細胞にもたくさん存在します．生体内には 200 種類くらいの細胞があると言われています．これらは，正常でもそれぞれ固有のスピードで新陳代謝をしています．新陳代謝というのは，細胞が死んでまた新しい細胞に置き換わることです．肝細胞も新陳代謝をしているのですが，血液細胞や腸の細胞に比べると，そのスピードは遅くて比較的安定しています．しかし，何らかの傷害が加わると，肝細胞は

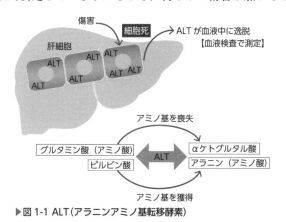

▶図1-1 ALT（アラニンアミノ基転移酵素）

生理的なレベルを超えて死んでいきます．この時，肝細胞からALTが血液中に漏れ出してくるので，逸脱してきたALTを測ってやれば，どの程度の肝細胞が死んでいるのかがわかります．ASTでもよいのですが，肝細胞以外にも存在するため（肝細胞に対する選択性が低い），他の疾患でも上昇することがあります．ALT値が上がる疾患ということは，肝細胞が普通よりたくさん死んでいっている状態，すなわち肝炎というのは肝細胞が死ぬ疾患なのです．

　したがって，肝炎というのは，本質的には“肝細胞の死”であると考えてかまいません．このような肝細胞の死を起こす原因はたくさんあります．肝炎ウイルスやアルコール，あるいは脂肪の蓄積や免疫異常はその代表的なものです．それぞれ，ウイルス性肝炎，アルコール性肝障害，非アルコール性脂肪肝炎，自己免疫性肝炎などと名前を付けています（☞**コラム5**）．肝細胞が死ぬと，肝臓には炎症細胞が浸潤してくるので，このような病態を肝炎と呼ぶのです．

　肝炎には，大きく分けると，急性の経過をたどるものと，慢性の経過をたどるものがあります．急性肝炎と慢性肝炎という名称をお聞きになったことがあると思います．前者は概ね6カ月以内に肝炎がおさまる病気，後者はそれ以上にわたって肝炎が持続する病気です．それならば，「前者のほうがいいじゃないか」と思われるかもしれませんが，急性肝炎も重症化すると劇症肝炎になって，短い時間経過で命を落とすことがあるので要注意です．逆に，慢性肝炎の場合は，目立った症状は出ないのですが，長い経過の後に肝硬変や肝癌に進展していくことがあります．肝臓というのは予備能（☞**コラム2**）の豊富な臓器で，正常な肝臓であれば，その3分の1があれば臓器としての機能を果たすことができると言われています（**図1-2**）．重度の肝臓病をもっている患者さんに，生体肝移植という医療が行われることがありますが（☞**コラム24**，p.117），これは臓器提供の意思のある親族から肝臓の一部をもらい，病気の患者さんに移植する医療です．このようなことができるのも，肝臓がとても予備能の豊富な臓器だからです．したがって，肝炎の場合も，肝細胞が死んでいく程度が予備能の範囲内であれば，目立った症状が出ることはありません．よく肝臓が“沈黙の臓器”と呼ばれるのはそのためです．このような場合は，先ほどのAST値やALT値を測定して，初めて肝臓が悪いということがわかることになります．

　本書を読むための基礎的知識を**コラム1〜7**として整理してみました．すぐ本題に入りたい方はp.13にスキップして読み進んでください．

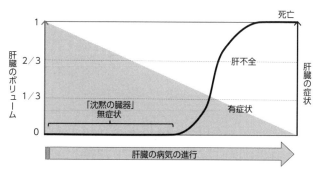

▶図 1-2 肝臓の予備能

コラム1　肝臓の働き

　肝臓は"生体内の最大の代謝臓器"と言われています．主な働きは，体に必要なものを作り，いらなくなったものを処分することです．炭水化物，脂肪，タンパク質が3大栄養素と呼ばれることはご存じですね．これらは，体の構成要素になるとともに，エネルギー源になっています．大雑把に言うと，炭水化物と脂肪がエネルギー源，タンパク質が体の構成要素になります．これらの栄養素は食事により腸管内に入ってきますが，炭水化物はグルコース（ブドウ糖）に，脂肪は脂肪酸とグリセロールに，そしてタンパク質はアミノ酸に分解されて，小腸から体内に取り込まれます．肝臓は，これらの構成要素を，生体が必要としているものに再び組み立てます．私たちの社会の中での役割に置き換えれば，材料からモノを作る工場としての役割をしていると言ってもよいかもしれません．一方，私たちの体を支える多数の生体分子は，その役割を終えると，体の外に老廃物として排泄しなければなりません．老廃物には色々なタイプのものがあります．この中で，電解質と水は腎臓から，二酸化炭素（炭素と酸素でできています）は肺から排出されますが，タンパク質由来の窒素を含んだ分子は，肝臓で分解されて腎臓から排泄されます．これ以外にも，赤血球の色素由来の分子であるビリルビンは，肝臓で代謝を受けて，胆道から腸管に排泄されます．大便の色は黄茶色ですが，これはその色素の色です．健康診断で皆さんが心配されるコレステロールは脂質なのですが，細胞を構成する大切な分子です．実は，コレステロールの大半は，食事由来ではなく，肝臓が作っています．これは体中の細胞を形作る上で重要な分子ですが，不要なものは，やはり肝臓が胆道から消化管に排泄しています．このように，生体内分子の分解・排泄という意味では，肝臓は焼却炉のような働きもしていると言ってよいでしょう．

　肝臓が傷つけられると，生体内のこのような重要な機能に支障が出ます．工場としての

機能が損なわれると，むくみや出血傾向が出てきます．水を血管内にとどめておく作用のあるアルブミン（血液の中で最も量の多いタンパク質）や血が固まるために必要なタンパク質を肝臓が作れなくなるためです．焼却炉としての機能が低下すると，不要なものが溜まって，黄疸や意識障害（肝性脳症と言います）が起こります．黄疸（体が黄色くなります）は，先ほどのビリルビンが体の中に溜まった状態，意識障害は窒素を含んだ分子をうまく排泄できないことが原因です．また，腹水が溜まったり，感染が起こりやすくなります．肝臓は，残念ながら，腎臓に対する透析のような人工的に機能を代替する機械がありません．あまりにもその機能が複雑なためです．唯一の手段が肝移植（☞**コラム24**，p.117）ということになります．しかし，肝不全（☞**コラム6**）の患者さんのすべてが移植を受けられるわけでもありません．できるだけ肝臓の病気にならないようにする，あるいは病気が進行しないようにすることが大切です．

　臨床では，肝臓の合成能の指標として，血清アルブミン値，プロトロンビン時間，分解能の指標としては，血清ビリルビン値と血中アンモニアが汎用されます．プロトロンビン時間は，肝臓が作る凝固因子の活性を測定する検査，アンモニアはタンパク質の窒素由来の廃棄物で，肝臓はこれを尿素に変換して，尿素は腎臓から排泄されます．

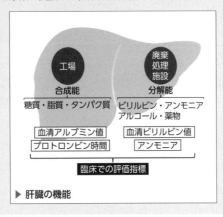

▶ 肝臓の機能

コラム2　肝臓の予備能と再生能

　肝臓の働きがなくなると，私たちは生命の維持ができなくなりますが，実は肝臓は極めて予備能の高い臓器で，健康な肝臓の場合は，その約3分の1で生体が要求する肝臓の機能を満たすことができることがわかっています．また，肝臓は極めて再生力の豊富な臓器であり，

一部を切除しても人間の場合数カ月で元のサイズに戻ります．マウスやラット（大きなネズミ）などの小動物では1〜2週間で元に戻ります．興味深いのは，元のサイズに戻っても，それよりは大きくならないということです．大きくなりすぎたら困りますよね．これは，生体のもつ恒常性により制御されているようですが，その正確なメカニズムは十分にはわかっていません．

　肝臓が再生するということは，実はかなり昔から知られていました．実験的には，19世紀初頭にラットを用いて，切除した肝臓が元のサイズに戻ることを示したのが有名なのですが，再生力があることはギリシア時代から知られていたのではないかと言われています．ギリシア神話に，人間に火を教えたプロメテウスがゼウスの怒りを買い，コーカサスの山の頂に鎖でつながれ，夜になると禿鷹がやってきて肝臓を啄まれ続けたという神話があるからです．プロメテウスは夜に肝臓を啄まれるという苦しみにあうのですが，昼間は禿鷹がやって来ないので，その間に肝臓は再生し，その苦しみは永遠であったというお話です．古代の人が肝臓の再生について定量的な観察までしていたとは思えませんが，再生するということは知っていたのでしょう．

コラム3　再生，線維化，癌化

　肝細胞は，肝臓の70%を占める細胞です．**コラム1**「肝臓の働き」で紹介した肝臓の機能は，もっぱらこの細胞で行われています．したがって，肝細胞が死んでしまうと，この肝臓の働きが果たせなくなります．ただし，予備能が豊富なので，70%のうちの一部が死んでしまっても症状は出ませんが，3分の2が死んでしまうと，私たちは生存することは難しくなるのです．

　一般に，細胞が死んだ後に起こることは，炎症細胞の浸潤，再生，線維化です．

　肝細胞の場合，死んだ細胞はもちろん生き返りませんが，周りにある生き残った肝細胞が反応性に増殖して，死んだ細胞の埋め合わせをします．また同時に，細胞が死ぬと肝細胞以外の細胞（肝臓の場合は星細胞という細胞が重要です）が刺激されて，線維化が起こってきます．死んだ肝細胞を再生してきた肝細胞に置き換えると元に戻るのですが，細い糸状の「線維」に置き換えると硬くなると考えていただいたらよいと思います．生体では，損傷に対しては必ず治癒機転（治癒に向かう内的変化）が働きますが，肝臓の場合は，肝細胞が死ぬと炎症細胞が浸潤し，同時に肝細胞は増殖し，星細胞が活性化されて線維の沈着が起こることになります．肝細胞の死が，ある短い期間に起こるだけであれば，肝細胞の再生現象が前面に出てきますが，肝細胞死が長期に持続すると，もちろん肝細胞も再生しますが，徐々に肝

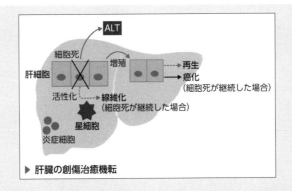

▶ 肝臓の創傷治癒機転

臓の線維化が進行し，肝硬変になっていきます．前者が急性肝疾患，後者が慢性肝疾患です．また，肝細胞の増殖は，通常は正確に行われる，すなわち死んだ細胞の埋め合わせは，元とそっくりの肝細胞で置き換えられます．しかし，このようなことを長期に繰り返していると，再生の際に遺伝子の複製に間違いが生じ，このことが癌化につながると考えられています．

コラム4　アルコールと肝臓

　肝臓と言えば，アルコールです．そして，アルコールと言えば，ビールや日本酒，ワインにウイスキーですね．それぞれ，だいたい決まった割合のエタノール（エチルアルコール）を含んでいます．エタノール濃度が高いものが強いお酒，低いものは弱いお酒と呼ばれています．平均的なエタノール濃度はウイスキー43%，日本酒15%，ワイン12%，ビールが5%です．ただし，エタノール濃度が低いお酒も，たくさん飲めば，摂取量はもちろん同じになります．「濃度×量」ですね．簡単には，アルコールの度数に飲んだ量（ミリリットル[mL]）をかけて，それを0.8倍すると，グラム[g]換算の摂取したエタノール量になりますから，計算してみてください．これが1日に20g未満であれば節度のある適切な飲酒，60g以上であれば多量飲酒者になります．

　アルコールを飲み過ぎると肝臓が悪くなるというのは皆さんご存じなので，エタノールが肝臓で代謝されることもよく知られていると思います．エタノールは，肝臓において2段階で代謝されます．1段階目がアルコール脱水素酵素（alcohol dehydrogenase：ADH）によるアセトアルデヒドへの代謝，2段階目がアルデヒド脱水素酵素（acetaldehyde dehydrogenase：ALDH）による酢酸への代謝です．酢酸というのは，食事で使う「酢」と同じです．エタノールは，あの酸っぱい酢になるのです．この酸っぱいというところがミ

ソで，お酒を飲み過ぎると体が酸性になります．酢というのは結構高カロリーなのですが，これは肝臓で使われることは少なく，多くは筋肉や心臓，腎臓に取り込まれ，そのエネルギー源になります．これらの臓器は酢酸を最終的に水と二酸化炭素にまで分解してエネルギーを引き出します．水は血液を介して腎臓から，二酸化炭素は肺から排泄されます．

　さて，肝臓の2段階の代謝ですが，2段階目の酵素には個人差があり，この代謝が進みやすい人と進みにくい人がいることが知られています（☞**コラム17**）．アルデヒドというのは毒物で，お酒で赤くなったり，気分が悪くなったりするのはこれのせいです．2段階目の酵素の弱い人はアルデヒドが溜まりやすく，赤くなって気分が悪くなるので，お酒があまり飲めません．このような人をフラッシャーと呼びます．一方，この酵素の活性が高い人は，アルデヒドがあまり溜まらないので結構飲むわけです．でも，飲むスピードが速かったり，量が多かったりすると，肝臓を悪くしていきます．また，エタノールは高カロリーですから，肥満の原因にもなります．逆に，酢酸は脂肪にはなるのですがグルコースにはならないという，栄養素としては必ずしも褒められたものでもないので，お酒を飲んで何も食べない人は，むしろ不健康な痩せ方をすることもあります．グルコースが足りないので，タンパク質を分解してアミノ酸から糖新生（炭水化物以外の物質からグルコースを合成する代謝経路）をすれば，当然痩せてきますよね．また，アルデヒドは肝臓に悪いだけでなく，唾液から分泌されて，食道癌の原因になることもよく知られています．アルデヒド濃度を上げると，体の色々なところの細胞を傷つけます．また，特に急速な大量の飲酒は，血中エタノール濃度を急激に上昇させるため，脳の機能が障害され，急性アルコール中毒になります．

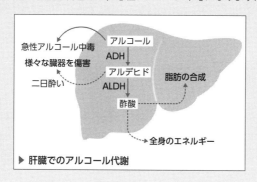

▶ 肝臓でのアルコール代謝

コラム5　肝臓の病気

　肝臓の病気は，大きく急性肝疾患と慢性肝疾患に分けられます（☞**コラム3**）．急性肝疾患の代表が急性肝炎です．全身倦怠感や黄疸など，種々の体調不良が出てくることがありますが，肝臓の予備能が保たれていれば生命に関わることはありません．肝予備能を損なうほど肝細胞が一時に傷つけられたり，あるいはその後の再生がうまくいかなかったりする場合は劇症肝炎になります．一方，慢性肝疾患の代表は慢性肝炎です．慢性肝炎の場合，肝細胞傷害は，急性肝炎の場合よりは軽微なので，症状が出ることはまずありません．しかし，肝臓を傷つける原因が取り除かれないので，肝炎が長期にわたって持続します．肝細胞が死に，また生まれ変わるという再生現象を続けるうちに，肝臓は徐々に硬くなっていきます．皮膚のトラブルなども，急性の病気はすぐに元に戻りますが，慢性の経過を辿ると，黒ずんだり硬くなったりしますよね．同じようなことが肝臓にも起こります．このような過程を線維化と呼んでいます．慢性肝炎では，線維化が徐々に進行して，最終的に肝硬変になります．肝硬変になると，肝臓の正常な構造は崩れてしまっています．しかし，それでも肝臓は予備能が豊富で，最初のうちは，肝硬変になっても，「少し疲れやすいかな」と思う程度で，患

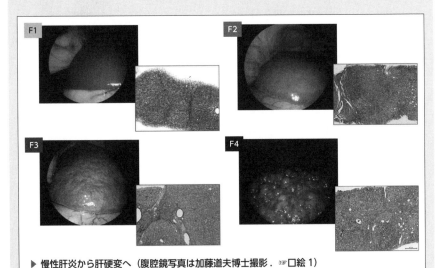

▶ **慢性肝炎から肝硬変へ（腹腔鏡写真は加藤道夫博士撮影．☞口絵1）**

慢性肝炎から肝硬変へのプロセスは肝臓の線維化進展の連続的な過程である．肝臓の組織検査により，慢性肝炎をF1からF3までの3段階に分類する．F4は肝硬変である．それぞれ，左上は腹腔鏡（お腹の中を見る内視鏡）を通して観察した肝臓，それぞれ右下は肝臓の組織を一部とって顕微鏡で観察した組織像（青く染まっているのが線維）．

者さんは気がつかないことが多いです．この段階の肝硬変を，代償性肝硬変と呼びます．肝硬変になっているのに，肝臓の機能が損なわれずに代償されているというような意味です．そして，肝硬変もさらに進行すると，非代償性の肝硬変になります．非代償性肝硬変になると，むくみや腹水，肝性脳症，黄疸，出血傾向などの症状が出てきます．これは，先ほどの劇症肝炎の時の症状と同じで，このような病態を肝不全と呼んでいます．また，肝硬変になると肝臓が硬くなってくるので，腸管から肝臓に流入する門脈と呼ばれる血管の圧力が上がってきます．門脈圧亢進症という病態ですが，これにより腹水はより貯留しやすくなり，また食道静脈瘤などが形成され，突然それが破れて大出血を起こすことがあります．肝癌は，このような慢性肝疾患の経過の中で，肝細胞に遺伝子異常が蓄積し，それにより異常な肝細胞が無制限に増殖をし始めることによって，引き起こされます．

　このような肝臓の病気を起こす原因には様々なものがあります．本書のテーマであるウイルスによるもの，またアルコールによるもののほか，栄養の取り過ぎによる脂肪肝によるもの，免疫異常によるものなどです．肝臓の病気は，時間経過と重症度，そして原因は何か，この3つのことを考えて分類するとわかりやすいと思います．

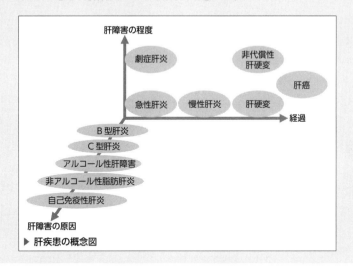

▶ 肝疾患の概念図

コラム6　肝不全と門脈圧亢進症

　肝不全と門脈圧亢進症は，肝臓の代表的な終末期の病態です．**コラム5**では肝臓の病気を紹介しましたが，「病気」というのはある程度原因を想定した名称です．「病態」というのは，

原因にかかわらず共通して認められる病的な状態という程度に理解してください.

　「不全」というのは,「機能が完全ではないこと」という意味ですが,よく臓器の名称の後にこの言葉をつけて重篤な機能障害のことを表現します.心不全や腎不全はよく聞かれると思います.肝不全というのは,先ほど紹介したように肝臓の働きができなくなることです.疾患の経過には急性と慢性があったように,肝不全も急性肝不全と慢性肝不全に大きく分けることができます.急性肝不全を示す代表的な疾患が劇症肝炎,慢性肝不全を示す代表的な疾患が肝硬変(もっと正確に言えば非代償性肝硬変のことです)ということになります.

　もう1つの,終末期の状態が門脈圧亢進症です.体の中には,動脈と静脈という2種類の血管があることはよくご存じだと思います.違いは何かご存じですか?「赤い血管」(酸素の多い血管)と「青い血管」(酸素の少ない血管)と答えられる方が多いのではないでしょうか.だいたい合っているのですが,少し間違っています.「臓器の血流」の図を見てください。肺に関しては実線の赤い血管と破線の青い血管が逆転していますね。実は,動脈というのは心臓から始まって臓器の毛細血管で終わる血管系,静脈というのは臓器の毛細血管から始まって心臓で終わる血管系です.心臓はポンプですから,動脈を使って臓器の中に血液を供給し,静脈を使って血液を戻しているということになります.したがって,あらゆる臓器は動脈と静脈をもっているということになるのですが,実は,肝臓だけが例外で,もう1本,門脈という血管をもっていて,動脈と同じように,門脈が肝臓に血液を供給しています.さらに,正常では,肝動脈が供給する血液量よりも門脈が供給する血液量のほうがはるかに多いというのですから驚きです.それでは,この極めて珍しい門脈とは何なのでしょう.門脈とは,毛細血管に始まって,毛細血管に終わる血管系と定義されます.腸管あるいは脾臓の毛細血管から始まって,肝臓の毛細血管(正確には肝類洞と言います)で終わる血管です.**コラム1**で,消化管から吸収した栄養素が肝臓で組み立てられるという話をしましたが,実は,門脈はこのような栄養素を最初に肝臓に送る血管なのです.肝動脈と門脈は,圧倒的に門脈のほうが太いですが,逆に圧力は門脈のほうが低いです.これは,肝動脈が直接心臓から出ているのに比べて,門脈は,心臓からいったん脾臓や腸管に血液が送られて,その後に血液を送る血管なので,理解していただけると思います.

　門脈圧亢進症の簡単なイメージは,肝臓が硬くなって,腸管や脾臓から流れてくる門脈の血液が肝臓に流入できなくなった状態です.出口の流れが悪くなっているのですから,門脈の圧力が上昇するのです.肝不全との関係で言えば,急性肝不全は急激に起こる肝不全ですから,肝臓の機能の障害により生命は危険な状態になりますが,肝臓はあまり硬くありません.硬くなるほどの時間が経っていないからです.一方,慢性肝不全では,多かれ少なか

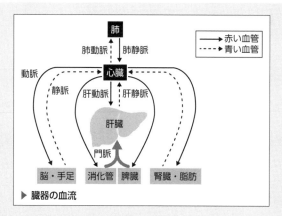

▶ 臓器の血流

れ肝臓には線維化が起こっていて，肝硬変になっていることも多いです．この場合は，門脈圧亢進症を併発していることがあります．

　門脈圧が亢進すると（上昇すると）どうなるでしょうか．まず，上流にある脾臓や腸管が腫れてきます．腸管の血液がうまく流れず還れなくなると，これは腹水の原因になります．また，脾臓が大きくなっていきます．これを脾腫と言います．脾臓というのは，何をしているのか，あまり有名ではない臓器かもしれませんが，たくさんの免疫細胞をもっていて，免疫の維持の役に立っています．また，脾臓は古くなった赤血球や白血球，そして血小板を破壊して処理する臓器です．門脈圧亢進症により脾臓が腫れてくると，この血球を処理する機能が亢進し，貧血や白血球数の減少，血小板数の低下が起こってきます．これを脾機能亢進症と呼び，その結果起こってくるのが汎血球減少症です．血小板は，止血に関わる細胞でした（一次血栓形成）．肝臓の機能が低下していると，凝固異常もありますから，ますます出血が止まらなくなります．C型肝炎では，肝臓の線維化が進行すると血小板数が減少していきます．血小板数は，C型肝炎の患者さんの，肝臓の線維化の程度を評価する良い指標になっています．これには，脾臓の機能が亢進してきて血小板の破壊が亢進することが関係しています．

　門脈圧亢進症になると，側副血行路（シャント）が形成されます．川の流れが下流でせき止められたらどうなるでしょうか．上流の堤防が決壊して，新たな支流ができて，やっぱりその水は海に注いでいきますよね．門脈圧亢進症でも同じようなことが起こります．色々なところにシャントができて，肝臓を介さずに血液は心臓に還っていくのです．この中で，最も臨床的に重要な側副血行路が食道静脈瘤ということになります．食道静脈瘤は，門脈の血液が食道の粘膜下の小さな血管を介して，大静脈に還っていく血液路のことです．これが，

臨床的に重要なのは，ここに血液が多量に流れると，それに傷がついた時に大出血を起こすからです．食道静脈瘤が破裂すると，患者さんは大量の吐血あるいは下血をし，命に関わります．その他，このような側副血行路が形成されると，腸管で産生されたアンモニアが肝臓を経由せずに直接全身に回りますから，肝性脳症（☞**コラム1**）がますます増悪することになります．

コラム7　肝硬変の重症度分類

　肝硬変を特徴づける病態は，肝不全と門脈圧亢進症であるというお話をしました（☞**コラム6**）．この2つの病態が進んだ状態ほど，重篤な肝硬変ということになります．

　肝硬変の重症度の分類にはいくつかのものがありますが，最も汎用されているのがチャイルド-ピュー（Child-Pugh）分類です．肝臓の機能のうち，合成能に関してはアルブミン値と凝固因子*，分解能についてはビリルビン値で評価します．これらは，臨床検査値です．さらに，臨床症候としては，腹水と肝性脳症を評価し，この5つの項目で点数を付けて，肝硬変の軽症（Aクラス），中等症（Bクラス），重症（Cクラス）を判定しています．

　一般に，Aクラスの肝硬変が代償性肝硬変，BあるいはCクラスになると非代償性肝硬変とされます．

▶ **肝硬変の重症度分類（チャイルド-ピュー分類）**

項目　　　　ポイント	1点	2点	3点
肝性脳症	なし	軽度（Ⅰ・Ⅱ）	昏睡（Ⅲ以上）
腹水	なし	軽度	中程度以上
血清ビリルビン値 (mg/dL)	<2.0	2.0～3.0	>3.0
血清アルブミン値 (g/dL)	>3.5	2.8～3.5	<2.8
プロトロンビン活性値 (%)	>70	40～70	<40

↑各5項目の点数を足し合わせる

5～6点 → 軽症（Aクラス）　→　代償性肝硬変

7～9点 → 中等症（Bクラス）
　　　　　　　　　　　　　　　　　　＞非代償性肝硬変
10～15点 → 重症（Cクラス）

＊　凝固因子：血液が固まるまでに働く様々な血液成分．そのなかの多くのものは肝臓が作るタンパク質である．肝臓の機能を評価するための凝固因子の低下については，プロトロンビン活性値が汎用される

1.2　肝炎の歴史

1.2.1　ヒポクラテスの時代

　人類が初めて「肝炎」というものの存在に気づいたのはいつでしょうか．"肝炎"と思われる疾患が初めて記載されたのは，ギリシアのヒポクラテスの時代であると言われています．「若い元気な成人が急に体調を悪くして黄色くなる疾患がある」ということが記載されています．これは，今で言うところの"急性肝炎"であると考えられます．

　急性肝炎は，何らかの原因により肝細胞が傷害されて，全身倦怠感，食欲不振，発熱などの症状が急に出てくる疾患です．これだけでは普通の風邪と変わらないので，肝臓の病気であるとなかなか気がつかないこともあります．しかし，もう少し重症になると，黄疸が出てきますから，これはもはや普通の風邪とは言えません．典型的な急性肝炎の所見です．ヒポクラテスの時代には無理ですが，20世紀の半ば以降になると，ようやく血液を用いて肝臓の生化学検査ができるようになりました．すなわち，AST 値や ALT 値を測れるようになったので，黄疸が出ていなくても，急性肝炎を疑えば，血液検査でそれを証明することができるようになりました．血清の AST 値や ALT 値の測定というのは簡単なことのように思われるかもしれませんが，実は臨床でこれが測れるようになったのは，そんなに古い話ではないのです．肝炎というのは，風邪のような症状のなかに隠れているのですが，昔は黄疸が出ないと気づかれなかったと思います．しかし，いずれにしても，ギリシアの人々はこのような病気があることを知っていたのですね．

　その後，このような病気の記載は，時代を下って近代になると増えてきます．1つは，不衛生な環境で，人から人に広がっていく肝炎があるということが認識されるようになりました．そして，もう1つ，輸血や医療行為により広がる肝炎があるということも気づかれるようになりました．繰り返しますが，当時の肝炎は黄疸のことで，体が黄色くなる人が発生し，それが広がっていくということです．

　近代になると，戦争が大規模に行われるようになります．戦場では不衛生な状態が蔓延します．また，戦傷により輸血や四肢の切断などの医療行為が行われます．そのような中で肝炎が発症するのです．肝炎の発症は兵士の健康を損ねますから，戦争の帰趨（きすう）に影響します．肝炎を研究するということは，近代においてと

ても重要なことになったのです.

　第二次世界大戦が終結し，肝炎について概念的な整理が改めてなされました. 肝炎には2つの感染様式，流行性肝炎（epidemic hepatitis）と血清肝炎（inoculation hepatitis）があり，前者をA型，後者をB型と呼称することになりました. また同時に，この疾患を媒介するものはウイルスであろうと推定されました. これを機に，肝炎研究は肝炎ウイルスのハンティングの時代に入ります.

1.2.2　ウイルスハンティングの時代

　最初の肝炎ウイルスは，1960年代に見つかりました. 米国の医学者のバルーク・ブランバーグ（Baruch S. Blumberg）は，オーストラリアのアボリジニの病気を研究していて，血清から特異な抗原〔オーストラリア抗原（Au抗原)〕を見出しました. 当初，彼はこれを白血病に関係があるのではないかと考えていました. その後1960年代の後半に，日本の研究者が，このAu抗原と，当時日本で多発していた輸血後肝炎との間に関連があることを明らかにし，このAu抗原が，現在のHBs抗原，すなわちB型肝炎ウイルスの表面タンパクによる抗原性であることがわかったのです. その後，これを手がかりに，B型肝炎の患者さんの血清を超遠心法にて濃縮することによりB型肝炎ウイルスの粒子が観察されるようになり，B型肝炎ウイルスのゲノム[*1]もクローニング[*2]されました. B型肝炎ウイルスは，不完全な二本鎖からなる環状DNAウイルスで，全体のDNAの長さは3200塩基という，極めてコンパクトなゲノムをもつウイルスでした. ブランバーグは，B型肝炎ウイルスの発見者として，1973年にノーベル賞を受賞しています.

　その後，もう1つの肝炎ウイルスであるA型肝炎ウイルスが，1973年に患者さんの糞便中から検出されました. こちらは，一本鎖のRNAウイルスでした. これでA型とB型の2つが見つかったので，肝炎ウイルスはすべて明らかになったと考えられたのです. しかし，1975年には，話はまったく終わっていないことがわかりました. A型でもないB型でもないウイルスにより輸血後肝炎が発生していることが判明し，これを非A非B肝炎と呼ぶようになりました. この後は，この非A非B肝炎の原因ウイルスを同定することが世界の競争になったのです.

＊1　ゲノム：遺伝情報の全体あるいは総体のこと. 遺伝子（gene）と，総体を示す接尾語（-ome）を合わせた造語

＊2　クローニング：遺伝子を同定し，分離すること

▶表 1-1 肝炎ウイルスの種類と特徴

種類	分類	核酸	大きさ	外被	感染経路	持続感染
A型	ピコルナウイルス	RNA	27mm	−	経口	−
B型	ヘパドナウイルス	DNA	42mm	+	血液	+
C型	フラビウイルス	RNA	55mm	+	血液	+
D型	ウイロイド	RNA	34mm	+	血液	+
E型	ヘペウイルス	RNA	27mm	−	経口	−

くわしくは後で述べますが、輸血後肝炎の原因として、非A非Bが圧倒的に多く、公衆衛生上の大問題だったからです（**表1-1**）。その後、1977年に、肝炎に関係するウイルスとしてD型肝炎ウイルスが発見されています。これは興味深いウイルスで、実はウイルスとも言えない病原体でした。ウイルスというのは、細胞に感染して、その遺伝情報をもとに複製をするものです。普通の生物との違いは、細胞を維持していく代謝を始めとした仕組みをもっていないことです。"生命の定義"はいくつかありますが、まず、①膜で外界と区切られていること、②その中に遺伝情報をもつこと、そして③遺伝子を発現するシステムや膜の中の恒常性を保つための代謝やシグナル伝達機構をもっている、ということが挙げられます。この生命の基本単位が"細胞"です。ウイルスは、確かに自身を複製する遺伝情報はもっています。細胞膜はもっていませんが、粒子で構成されているので、1つ譲って自分の内と外はちゃんと隔絶されているということにしておきましょう。しかし、ウイルスは、生きていくためのシステムをもっていません。代謝やシグナル伝達機構はおろか、自己の遺伝子を発現する（遺伝情報をもとにしてタンパク質を合成する）システムすらもっていないのです。したがって、ウイルスは細胞に感染して、その細胞のシステムを使って初めて増殖できるのです。このようなものは、一般には生物とは言えません。細胞とウイルスの間には大きな隔たりがあるのです。私たち多細胞生物はもちろん、目に見えない細菌も単細胞生物、すなわち生命なのです。しかし、ウイルスは違います。自らの遺伝情報はもっていますが、それを複製するシステムすら感染した細胞の仕組みを借用するしかないのです。その際に、細胞を殺してしまうウイルスもいますし、むしろ細胞を活かして共存するタイプのウイルスもいます。いずれにしても、生物以下の存在、それがウイルスなのです。ところが、D型肝炎ウイルスというのは、感染した細胞の中で感染性のウイルス粒子すら作れないのです。そのためには、同時

にB型肝炎ウイルスが感染していることを必要とするという不思議な性質があります. 簡単に言うと, D型肝炎ウイルスのゲノムは環状のRNAなのですが, このRNAにはウイルス粒子を構成するタンパク質がコードされていません. 実は, D型肝炎ウイルスの遺伝子を包むタンパク質はHBsタンパクで, これがないとウイルス粒子になれないのです. 自分を引き継いでいく遺伝情報のみをもっていて, 自分の体すらもっていない存在なのです. したがって, ウイルスとも言えないので"ウイロイド"と呼ばれることがあります. いずれにしても, このウイルスはB型肝炎ウイルスと同時に感染して, B型肝炎を重症化させたりします. 地中海地域やモンゴルで頻度が高いのですが, 幸いに日本では少ないウイルスです.

　1987年に, さらにもう1つウイルスが発見されました. E型肝炎ウイルスです. これは, A型肝炎のように経口伝搬型のウイルスです. これもRNAウイルスでした. A型肝炎が主に海産物を介して感染するのに対し, E型肝炎は生の食肉を介して感染するという特徴があります. E型もA型も, 口から入り腸管から肝臓に至り肝炎を起こします. 不衛生な生活では, 患者さんの糞便を介して二次感染が広がります. 水道などが整備されていない地域では, 汚染された水を介して爆発的に広がることがあるのです. もう1つの特徴は, 血液伝搬型の肝炎ウイルスと異なり, 持続感染になることはなく, 6カ月程度でウイルスは排除され一過性感染で終わる点です. したがって, 急性肝炎は起こしますが, 慢性肝炎の原因にはなりません. 一部の症例で, 劇症肝炎を起こし死亡することがあります. しかし, このE型肝炎も, 確かに非A非Bではあるのですが, 輸血後に感染する血液伝搬型の非A非B肝炎の原因ではなかったのです.

1.3　C型肝炎ウイルスの発見

1.3.1　分子生物学的手法により発見されたウイルス

　ウイルスの発見は, 肝炎ウイルスの発見の歴史を見てもわかるように, 血清学的な抗原抗体系を用いる方法, 感染試料を物理化学的な方法で濃縮し電子顕微鏡で観察するなどの方法でなされてきました. しかし, C型肝炎ウイルスはこのような古典的な方法では発見することができませんでした. C型肝炎ウイルスは, 分子生物学的な方法を用いて発見された初めてのウイルスの1つと言われています.

　いくつかの観察事実から, C型肝炎ウイルスはRNAウイルスだと考えられて

いました．私たちの遺伝情報は，次のコラムで紹介しているようにDNAなのですが，RNAウイルスというのはRNAそのものがそのウイルスの遺伝情報になっています．プラス鎖のRNAウイルスというのは，そのRNA自身がタンパク質のアミノ酸配列を規定しています．マイナス鎖のRNAウイルスというのもあって，これはこのRNAを鋳型にして，相補的なRNAを作って，これからタンパク質を作ります．相補的というのは，「AはU，GはCと相対する」という規則に従って並べられた逆向きの"鎖"のことです（☞**コラム8**）．いずれにしても，DNAから2段階でタンパク質になるのに比べて，RNAから1段階でタンパク質になるという違いがあります．

コラム8　DNA と RNA

　私たちの遺伝子はDNA（deoxyribonucleic acid）ですね．DNAというのは，日本語でデオキシリボ核酸と言います．これはリン酸と糖と塩基からなるヌクレオチドという基本構造が，リン酸と糖の部分で鎖状につながったものです．塩基には，アデニン（A），チミン（T），

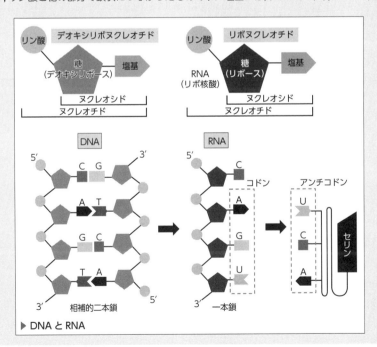

▶ **DNA と RNA**

グアニン（G），シトシン（C）の4種類があります．一本鎖のDNAというのは，ヌクレオチドのリン酸と糖の部分が，「リン酸–糖→リン酸–糖→リン酸–糖→」という具合に鎖状に連なったものです．この部分は共通の繰り返しですが，塩基の部分は4種類の個性をもっているということになります．この鎖には，便宜上，頭とお尻があって，1つのヌクレオチドのリン酸側が頭側（生物学の言葉では「5′端」と言います），糖側がお尻（3′端）です．私たちの細胞1つひとつには，核の中に二本鎖のDNAがコンパクトにたたみ込まれています．二本鎖のDNAというのは，2本のDNAがお互いに逆方向になって絡み合ったものです．DNAはヌクレオチドの「塩基」の部分を内側にして，らせん状に絡み合っています．2本のDNAの塩基同士は，らせんの内側で水素結合によりくっついているのですが，AはT，GはCと相対するという法則があります．これが，1953年にワトソンとクリックが発見したことです．彼らは，この構造が遺伝情報を伝える上で格好の仕組みになっているということを短い歴史的な論文の末尾に記載しましたが，事実はまさにその通りでした．

　二本鎖のDNAがあって，これがそれぞれ一本鎖になったとします．そこに色々な塩基を含むヌクレオチドがあって，先ほどの塩基対の組み合わせの法則があったとしたら，もとの二本鎖のDNAのコピーがもう1つ作れると思いませんか．このようにして，私たちは遺伝情報を伝えていっているのです．

　さて，遺伝子には，この情報を伝えるという性質とともに，情報を現実の機能に置き換えるという能力があります．私たちの遺伝情報は，DNAの5′端から3′端に連なる4つの塩基の配列で規定されています．これが3つずつ並ぶ並び方は64（4³）通りあるのですが，

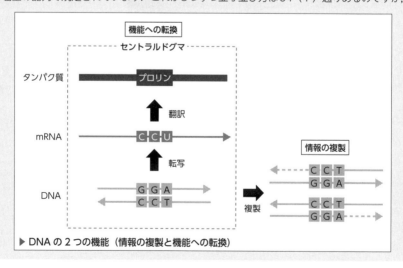

▶ DNA の2つの機能（情報の複製と機能への転換）

これが20のアミノ酸に対応しています．すなわち，核酸の指令によりタンパク質が作られるのです．この際，DNAの情報が，直接タンパク質のアミノ酸配列を指定する情報に置き換わるのではなく，この間にRNA（ribonucleic acid）という核酸が介在します．RNAは日本語でリボ核酸です．何が違うかというと，DNAの場合はヌクレオチドを構成する糖がデオキシリボースなのですが，RNAの場合はリボースなのです．デオキシというのは「リボースから酸素が1つ取れた」という意味で，少しだけ違うのです．あと，もう1つ，リボヌクレオチドを構成する塩基は，デオキシリボヌクレオチドと3つ（AとGとC）までは同じですが，TがウラシルΦ（U）に置き換わっているという違いがあります．

　私たちは，必要な時にDNAから遺伝情報を引き出して，これを利用しています．具体的に言うと，この遺伝情報をもとに，細胞の骨格を作ったり，代謝に必要な酵素，そして外からの信号を受け取る受容体やシグナル伝達分子を作ったりしています．簡単に言うと，私たちはこれにより，日々の活動をしているのです．この際に，DNAはRNAという少し異なった分子に，まず写し取られます（「転写」と言います）．さらに，RNAから，ある決まった規則に則って20個あるアミノ酸が並べられます（「翻訳」と言います）．アミノ酸が連なったものがタンパク質です．このような仕組みで，私たちはDNAという遺伝情報から，機能分子であるタンパク質を作っているのです．

　C型肝炎に関して，もう1つわかっていることがありました．ウイルスのなかには，広くどんな動物にでも感染するものもあるのですが，C型肝炎ウイルスはヒト以外にはチンパンジーにしか感染しないということです．この宿主域が非常に狭いということが，C型肝炎を研究する上で，障壁になっていました．チンパンジーは人間に最も似た霊長類ですよね．このような高等な動物を実験に使うのは厳しく制限されていたのです．ただし，逆に言うと，チンパンジーを使えば，ウイルスを増やすことはできるということはわかっていたわけです．

　そこで，まずC型肝炎に感染した患者さんの血清をチンパンジーに接種し，チンパンジーにウイルスを感染させました．ウイルスはチンパンジーの肝臓の中で増えて血中に放出されます．このようなチンパンジーの血液の中で，できるだけ感染力が高く，ウイルス量が多いと考えられる血液が研究のスタートの材料となりました．

　まず，この血液からRNAを抽出します．ただし，このなかには目的とするウイルスのRNAだけでなく，チンパンジー由来の雑多なRNAもたくさん含まれて

います．この雑多な中からウイルスのRNAを探さなければなりません．そこで，このRNAを逆転写します．つまり，転写の逆で，RNAからDNAに変換します．このようにして作ったDNAを，もとのRNAに対して相補的なDNAという意味で，cDNA（complementary DNA）と言います．cDNAを材料にすると，そこからその遺伝子断片にコードされたタンパク質を作り出すことができます．具体的には，発現ベクターと呼ばれる，遺伝子を転写する装置をもったリング状の小さなDNAを使います．これは，もともと細菌がもっているプラスミドと呼ばれる寄生性の遺伝子から作り出されたものです．プラスミドには，抗生物質に耐性を与えるような遺伝子が含まれていることがあって，これが色々な細菌に感染すると，抗生物質に対する耐性が広がることがあり，困ったものなのですが，研究の役には立つのです．さて，このリング状のDNAの転写が始まる領域のお尻側をいったん切断します．そこに目的のcDNAをはめ込むのです．このような操作には，制限酵素という，これも細菌由来の酵素が役立ちます．何か，はさみとのりを使って，テープの継ぎはぎをしているようですね．まさにそんな感じです．

　C型肝炎のウイルス断片を同定するためには，ファージディスプレイという方法が用いられました．これは，実は1985年に開発された方法です．まさに当時の最新のテクノロジーが新しいウイルスの発見のための切り札になったのです．細菌に感染して菌体内で増殖する一群のウイルスをバクテリオファージ（またはファージ）と言います．このファージの遺伝子に，cDNAを組み込んでやるのです．そして，これを大腸菌に感染させると，このcDNAから発現するタンパク質を被ったファージができてきます．C型肝炎ウイルスに関連するタンパク質をもったファージを捕まえてくることができれば，その中にその遺伝子断片がいることになります．RNAやcDNAは4つの塩基の並びですから，外から見ていてもあまり個性はないのですが，タンパク質は20個のアミノ酸の並びで，これは色々な形に折りたたまれていて，結構個性が豊かな存在なのです．個性豊かなものを見つける方法として，以下のような工夫がなされました．

　さて，cDNAからタンパク質の発現ができました．C型肝炎に感染した患者さんの回復期の血清にはC型肝炎ウイルスのタンパク質に対して反応する抗体が存在するはずです．"はずです"と書きましたが，「多分そうだろう」と仮定したと言ったほうがよいでしょう．そこで，この回復期の血清を用いて先ほどの発現したタンパク質と反応させ，反応したヒトの抗体を発色させて，C型肝炎ウイルス

のRNA由来のcDNAを探しました．このようにして，C型肝炎ウイルスのゲノムの一部が分離されたのです．これが1988年のことだと言われています．この研究成果は，しばらく発表が遅らされました．これを行ったのは，カイロン社という米国のベンチャー企業で，彼らは単なるウイルスの同定だけでなく，C型肝炎という病気を的確に診断するキットを作りたかったのです．彼らは，このC型肝炎ウイルスの遺伝子断片からタンパク質をたくさん作り，それを用いてC型肝炎患者さんの血液の中の抗体をうまく検出する方法も開発しました．このようにして，「ウイルスの発見」と「診断系の開発」の2つの論文が1989年のサイエンス誌に公表されたのです．実際に発見されたのは1988年でしたが，論文として発表されたのはその1年後でした．これは，サイエンスよりもビジネスを優先した，最初の例だったのかもしれません．

　遺伝子を切ったり貼ったりしてタンパク質を発現したりすることを「遺伝子組換え技術」と呼んでおり，このような技術により生物を研究することを「分子生物学」と呼んでいます．分子生物学は1953年のジェームズ・ワトソン（James D. Watson）とフランシス・クリック（Francis H. C. Crick）によるDNAのらせん構造の解明により開拓された分野ですが，C型肝炎ウイルスは，このような方法で発見された初めてのウイルスの1つであると言われています．

1.3.2　ウイルスのゲノム構造から推定されること

　カイロン社が同定したのは，あくまでもウイルスの遺伝子の断片でしたが，その後，このcDNA断片をもとに，9600塩基からなるRNAの全長がクローニングされました．遺伝子の構造から，C型肝炎ウイルスは一本鎖のプラス鎖RNAウイルスであり，フラビウイルスの仲間であることがわかりました．日本脳炎ウイルスやデングウイルス，ジカウイルスなどと近縁のウイルスです．9600塩基のうち，5′端と3′端に数百の翻訳されない領域があり，中央の長い9000塩基の部分が，3000のアミノ酸からなる大きなタンパク質をコードすることがわかりました．

　この大きなタンパク質は，宿主（感染した細胞）のタンパク分解酵素やウイルス自身がもつタンパク分解酵素（プロテアーゼ）で10個ほどの小さなタンパク質に分解されます．遺伝子では5′端，タンパク質ではN端から順番に，代表的なものはコアタンパク，エンベロープタンパク，NS3プロテアーゼ，NS5A複製

複合体，NS5Bポリメラーゼといった具合にです．ここで，N端から4分の1ほどを構造タンパク，逆にC端側の4分の3ほどの領域を非構造タンパクと言います．タンパク質のN端というのは，アミノ酸が連なった時のアミノ酸の窒素側，逆にC端というのは炭素側という意味です．先ほどのNSという記号は，非構造（nonstructural）という言葉からとったものです．構造タンパクには，コアタンパクやエンベロープタンパクがあり，これはウイルスの構造そのものを作ります．C型肝炎ウイルスは，ゲノムのプラス鎖RNAをコアタンパクがいくつも集まって包み込み，芯の部分を作ります．その表面をやはり多数のエンベロープタンパクが集まって皮の部分を作っています．大きさは，後に免疫電子顕微鏡という方法で観察され，径が55ナノメートル[nm]くらいでした．1ミリ[mm]の1000分の1がマイクロメートル[μm]，さらにその1000分の1がナノメートルですから，1ミリの2万分の1くらいになります．一方，非構造タンパクはウイルスの構造には関係しませんが，ウイルスゲノムを複製すること，すなわち子孫を残すために重要な領域です．NS3プロテアーゼというのは，この部分よりC端側の非構造タンパクを機能ユニットに切り出していくのに必要なタンパク質です．ここよりもC端側には，NS5A複製複合体やNS5Bポリメラーゼなどがあります．NS5Bポリメラーゼというのは，RNAポリメラーゼと呼ばれるもので，ゲノムであるプラス鎖のRNAからマイナス鎖のRNAを合成する，またそのマイナス鎖からプラス鎖を合成するという具合に，RNAを増やしていくのに直接関わる酵素です．NS5Aというのも，現在はとても大切なことがわかっているのですが，当時はその意義がよくわかっていませんでした．そもそも酵素活性がないのです．このことは，また後で説明します．

　C型肝炎ウイルスの発見というのは，分子生物学的な手法という，それまでにない方法でなされました（**図1-3**）．これの意味することは，ウイルスが顕微鏡で見えたわけでもなく，ウイルスが細胞を用いて増やせるようになったわけでもなく，ただ遺伝子断片が見つかったというだけなのです．しかし，この遺伝子断片から発現させたタンパク質は，C型肝炎が感染した際に作られる抗体を検出する有用な方法を提供しました．さらに，この遺伝子断片の情報は，この後に述べるPCR法という方法（☞**コラム11**）を用いて，ウイルスの存在を直接証明することも可能にしました．いずれも，暗闇に紛れてまったく目に見えなかったC型肝炎という疾患を白日のもとに曝し，医学・医療の進歩に多大なインパクトを与えました．ゲノム

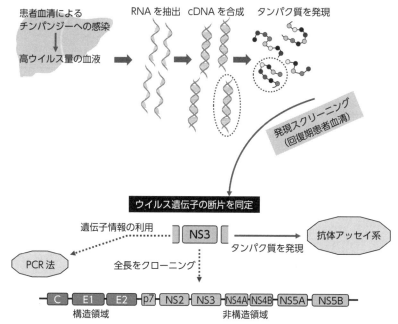

▶図 1-3 分子生物学的手法による C 型肝炎ウイルスの発見

　の発見そのものは，後で説明するようにウイルスを排除する薬剤の開発には直接役立ちませんでしたが，"疾患を診断する"という点では画期的だったのです．

第 2 章

ウイルスの発見がもたらしたこと
疾患の理解と予防法の確立

　感染症は，病原体の感染により生体に起こる疾病です．ロベルト・コッホ（Heinrich H. Robert Koch）は19世紀のドイツの細菌学者で，フランスのルイ・パスツール（Louis Pasteur）とともに近代細菌学の創始者の1人です．彼は感染症の病原体を特定する際の指針として，コッホの4原則を提唱しました．①ある一定の病気には一定の微生物が見出されること，②その微生物を分離できること，③分離した微生物を感受性のある動物に感染させると同じ病気が起こること，④その病巣部から同じ微生物が分離されること．これらを満たせば，その疾患の病原体として認められるということです．C型肝炎ウイルスが，この原則を満たしているかどうか，この本を読み終わった後に考えてみて下さい．

　いずれにしても，C型肝炎ウイルスが病原体であるとしたら，その病原体を生体から検出することが診断の第一歩になることは，誰にでも容易に想像できます．しかし，この"一定の微生物"を検出することというのは，案外難しいのです．確かに，臨床では，微生物を検出して診断している例があります．たとえば，インフルエンザかどうかを診断するための検査は，病原体を調べています．鼻や喉から長い綿棒を使って粘液を採取し，その中のインフルエンザの抗原を特異的な抗体を用いて検出しています．これはインフルエンザウイルスが鼻や喉の粘膜で爆発的に増えるため，抗原量が十分に多いので検出できるのです．しかし，ウイルスが十分増えた時でないと検出できないので，「陰性であってもインフルエンザではないとは言えない」ということはよく聞かれると思います．一方，風疹や麻疹の診断の際は，病原体を検出していません．病原体の感染により，生体内で産生された抗体を検出して診断しているのです．臨床で病原体の存在を示す時は，抗原の検出は難度が高く，抗体の検出の方が簡単な場合があります．それでは，C型肝炎発見後のC型肝炎の診断について話を進めていきます．

2.1 抗体アッセイ系

　1989年にウイルスの遺伝子断片を発見したという論文は，同時にウイルスの診断のための方法も作成したという論文と同時に掲載されました．ウイルスの遺伝子の断片が発見されると，これをもとにウイルスのタンパク質の一部を合成することができます．このタンパク質が，患者さんの回復期の血清中に存在する抗体とくっつくという性質をもとに，この遺伝子断片をとってきたのでした．そうであれば，逆にこの遺伝子断片から分子生物学的な方法で発現させたタンパク質を用いて，患者さんの血清の抗体を検出する方法を作れば，C型肝炎の患者さんかどうかを判定できるはずです．

　くわしくは**コラム9**で紹介しますが，抗体はそれに対するタンパク質（これを抗原と言います）を精密に認識し，ほぼ間違えません．ほぼ間違えないから，病原体の一部を抗原にした抗体アッセイ系はほぼ間違えません．C型肝炎ウイルスに感染したことがない限り，その人はC型肝炎ウイルスに対する抗体をもつはずがないのです．一方，C型肝炎ウイルスに感染した人は，その抗体をもつ可能性があります．

コラム9 ELISA

　抗体の検出の方法には色々ありますが，代表的な方法として酵素結合免疫吸着法(enzyme-linked immunosorbent assay：ELISA，エライザと読みます)があります．まずウイルスのタンパク質（これを抗原と言います）を何らかの支持体に固定しておきます（これを固相と言います）．血清の中にはたくさんの種類の抗体があるのですが，ここに血清をかけた時，C型肝炎ウイルスに対する抗体が存在すれば，これが固相化された抗原に結合します．数回洗ってやって，ここにヒトの抗体を認識する抗体を入れます．少し，ややこしいですね．ヒトの抗体というのは，もちろんタンパク質で，ヒトの抗体がもつ共通の抗原性というのがあるのです．これを認識する抗体が，ヒトの抗体を認識する抗体になります．このような抗体は，ヒトの抗体を動物に接種することにより簡単に作ることができます．このヒトの抗体を認識する抗体に少し細工をしておきます．ある化合物を加えると発色するような酵素を付けておくのです．そうすると，このヒトの抗体を認識する抗体は，ヒトの抗体がある時だけ支持体にくっつく，この場合はC型肝炎ウイルスに対する抗体があった場合にだ

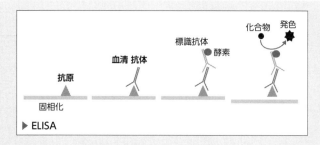

▶ ELISA

け結合しますから，ここに化合物をかけてやれば，色が出てくるのです．これがELISAです．
何にでも使えそうな優れた方法ですね．

コラム10　獲得免疫

　ここで，抗体というものを理解する上で，獲得免疫のことを説明しておきます．生体に
病原体が入ってくると，生体はそれに対する初期の炎症反応を起こし，その後にその病原体
に特異的な防御応答を起こします．前者を自然免疫，後者を獲得免疫と呼んでいます．自然
免疫というのは，進化的には原始的な応答で，獲得免疫は，高等な多細胞生物にみられる防
御応答です．この獲得免疫は，自然免疫に比べて「特異性」が高く，「記憶」されるという
特徴をもっています．

　獲得免疫は，さらに細胞性免疫と液性免疫に分けられます．細胞性免疫というのは，主
にT細胞というリンパ球が関与する免疫応答で，病原体に対する免疫を活性化したり，病原
体が感染している細胞を攻撃したりする免疫応答です．一方，液性免疫はB細胞と呼ばれる
リンパ球が関与する免疫応答で，B細胞は病原体に対して特異的に結合する抗体を産生しま
す．抗体は細胞ではないので液性免疫と呼ぶのです．病原体には，その病原体に特有なタ
ンパク質の構造があり，これを抗原と呼びます．抗原は血球系細胞に貪食[*1]され，T細胞に
抗原提示[*2]されます．この際，抗原提示細胞は抗原をHLA（human leukocyte antigen；
ヒト白血球抗原）という分子にのせてT細胞側に提示し，T細胞はこの刺激をT細胞受容体
により認識します．T細胞は1つずつ異なったT細胞受容体を発現していて，病原体の抗原
の構造にあった特定のT細胞受容体をもつT細胞のみが活性化して数を増やします．実は，
C型肝炎による肝障害はこのT細胞応答により起こると考えられています．ウイルスそのも

＊1　貪食：細胞が不必要なものを取り込んで消化・分解すること
＊2　抗原提示：抗原を貪食した後に細胞の表面へその一部を提示すること

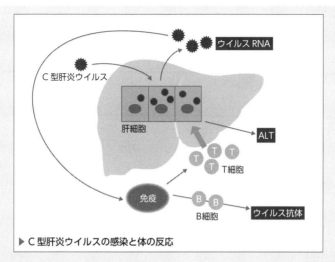

▶ C 型肝炎ウイルスの感染と体の反応

のを抗体で攻撃することは，C 型肝炎の場合難しいのですが，ウイルスが感染すると，肝細胞はそのウイルスの抗原を HLA にのせて表出するようになります．活性化された細胞傷害性の T 細胞がその T 細胞受容体でこれを認識して，感染した細胞を攻撃するのです．これが C 型肝炎ウイルスの感染による「肝炎」です．ウイルスそのものは，肝細胞と共存するタイプの細胞傷害活性のないウイルスなので，ウイルスが感染しただけでは肝炎は起きません．免疫に認識されて初めて肝炎が起こることになります．

　B 細胞が作る抗体にしても，T 細胞が作る T 細胞受容体にしても，これらは驚くべき精度で病原体の一部かそうでないかを区別します．病原体には反応するけれども，病原体ではないもの（自分自身やあるいはその他の病原体のことです）には反応しません．しかし，想像してみると，病原体の種類は膨大にありますよね．たとえば，抗体が 100 万種類の病原体をもし区別することができるとすれば，B 細胞は 100 万種類の抗体を作り出す能力をもっていなければなりません．抗体は B 細胞が発現するタンパク質ですから，遺伝子がこれを準備していなければならないことになります．それでは，B 細胞は 100 万種類の遺伝子をもっているのでしょうか．これはありえないことです．2003 年にヒトゲノムプロジェクト（ヒトゲノムのすべての塩基配列を解析するプロジェクト）が終了しましたが，その全ゲノム情報から見積もられているヒトの遺伝子の総数は 2 万程度だと推定されています．実際は，1 つの遺伝子から，遺伝子が少し短めに切り出されるメカニズム（スプライシングと言います）などを用いて，数個のタンパク質が作られることがあります．それらを見積もっても，ヒトのもっているタンパク質は 10 万種類程度です．数が全然合わないのです．このメカニズム

は，B細胞が抗体を作る3カ所の遺伝子断片を無作為に再構成することによりなされること
が明らかになりました．簡単に説明すると，抗体はH鎖とL鎖という2つのタンパク質から
できています．H鎖はV，D，Jの3種類の遺伝子断片からなるのですが，私たちは，40個
のV遺伝子断片，23個のD遺伝子断片，6個のJ遺伝子断片をもっています．同じくL鎖は
35個のV遺伝子断片，5個のJ遺伝子断片からなっています．1つの抗体はこれらの組み合
わせでできるので，かけ算すると莫大なパターンの抗体を作り出すことができます．この発
見は，1987年にノーベル賞を受賞した利根川進博士の功績です．

2.1.1　中和抗体と感染抗体

　ここで，中和抗体と感染抗体という言葉を説明しておきます．抗体というも
のは，免疫の一種であるという話をしましたから，抗体は感染の予防に役立つ
と思われませんか．確かにそのような抗体もあるのですが，むしろそうでない
抗体のほうが多いのです．たとえば，B型肝炎の場合，B型肝炎に感染している
ことを示す最も簡単なマーカーはHBs抗原です．ブランバーグの見つけたオー
ストラリア抗原（Au抗原）ですね（☞ **1.2.2**）．これはウイルスの表面のタンパ
ク質ですが，ウイルス遺伝子を含まない空のHBs粒子もたくさん作られていて，
そのような事情で患者さんの血液の中には膨大なHBsタンパク質が検出されま
す．これに対して，免疫はHBs抗体を作り出します．HBs抗体というのは典型
的な中和抗体で，一般的にはHBs抗原の陰性化と相前後して陽性化してきます．
しかも，HBs抗体が存在すると，B型肝炎ウイルスはこの抗体がくっついて感
染できなくなるのです．HBsはB型肝炎の表面抗原ですから〔"s"はサーフェス
（surface）のsをとっています〕，ここに抗体がくっつくとウイルスは困るのでしょ
う．B型肝炎ウイルスの感染を予防するためにB型のワクチンを打ちますが，こ
れはHBs抗原そのものです．この抗原を人為的に接種すると，HBs抗体ができて，
B型肝炎に感染しなくなります．一方，B型肝炎にはHBs抗体ほど有名ではない
抗体に（有名かどうかと重要かどうかは関係ありません），HBc抗体があります．
HBs抗体がB型肝炎ウイルスの表面抗原に対する抗体であるのに対し，HBc抗体
はB型肝炎ウイルスの芯のタンパク質に対する抗体です〔コア（core）のcです〕．
HBc抗体は，中和抗体ではなく感染抗体と呼ばれており，感染したら陽性になる
抗体です．HBs抗原陽性の患者さんでもHBc抗体は陽性になりますし，HBs抗
原が陰性化してからも陽性が続きます．B型肝炎ウイルスに感染したことを示す

とても重要なマーカーですが，ウイルスを中和するような役に立つ作用があるわけではありません．C型肝炎ウイルスに対する抗体はすべて感染抗体です．先回りしてお話ししておくと，残念ながらC型肝炎には中和抗体というのはどうもないようです．B型肝炎以外にも，A型肝炎，E型肝炎には中和抗体が存在し，ワクチンも開発されています．A型肝炎とE型肝炎に対する中和抗体は，ウイルスの芯のタンパク質に対する抗体なのですが，これらのウイルスはもともと表面タンパクをもっておらず，裸のヌクレオカプシド（ウイルスゲノムを芯のタンパク質が覆ったものです）として存在します．C型肝炎は中和抗体も明らかになっていませんし，ワクチンも存在しません．

2.1.2　C型肝炎ウイルス抗体陽性の意味

　「C型肝炎ウイルスに感染した人は，その抗体をもつ可能性がある」というようなことを言いましたが，これは感染抗体なのだからそうなるのです．もつ可能性があるというのは，もたない可能性もあるということです．このことを少し説明しておきます．

　1つには，抗体はウイルスの感染により産生されても，ウイルスが排除されると産生されなくなることがあります．そうであれば，抗体の陽性は，ウイルスの存在を意味するので，感染していることの証明には便利だということになります．一方，ウイルスがいなくなっても抗体は長く残る場合があります．この場合は，抗体の陽性はウイルスに感染したことを意味しますが，今感染しているか，いないかは区別できないことになります．C型肝炎に対する抗体は，後者の例です．もう1つ大事なことは，ウイルスの発見に用いた患者さんの血清というのが，回復期の血清であるということです．感染の早期ではないのです．抗体は，病原体の感染により，B細胞が遺伝子再構成により作り出すという話をしました．抗体は，体の中でウイルスがある程度増えてから産生されるのです．したがって，感染の早期の場合は，抗体は陰性の時期が理論的にありうるということになります．

　もう1つ考えておかなければならないことは，ウイルスの多様性です．人間が，1人ひとりそれぞれ顔立ちが違うように，実は同じC型肝炎ウイルスであっても個性があります．遺伝子の塩基配列は同じではありません．くわしくは後で述べますが，ウイルスのゲノムの多様性というのはヒトとは桁違いに激しいのです（☞**コラム14**）．カイロン社が最初にクローニングに成功したcDNAはNS3領域の

遺伝子断片でした．この時に用いられた患者さんの回復期の血清というのは，確かに同定されたNS3領域のcDNAから発現したタンパク質にはうまく結合しましたが，すべての患者さんがこのcDNAをもつとは限らないのです．言い換えれば，ある患者さんに感染しているC型肝炎ウイルスのNS3領域は，このcDNAの配列とは少々異なっているかもしれません．そうであれば，このようなウイルスに感染している患者さんがもっている抗体は，クローニングされたcDNAから発現したタンパク質とは結合しないかもしれないのです．

　このように，C型肝炎ウイルスが発見された時は，この抗体アッセイ系がどの程度の精度があるか，あるいは役に立つのか，正確にはわからなかったのです．しかし，ひとたびこのようなアッセイ系が開発されると，輸血の安全性を確保するために，この抗体系を用いて血液のスクリーニングが行われるようになりました．そして，このような疑問に対する研究も精力的に行われました．その結果わかったことは，この時作り上げられたアッセイ系はC型肝炎ウイルスに感染した血液の70％しか捕捉することができなかったということでした．残りの30％の血液は，このアッセイ系では陰性になるのです．それでも大きな進歩でした．今まで，C型肝炎ウイルスに感染している患者さんを同定する方法がなかったのです．それが，70％の確率かもしれないけれど，診断できるようになったということは画期的なことでした．それから，輸血後肝炎症例の保存血清の解析から，この抗体は，ウイルスが感染して1～2カ月してから陽性になること，肝炎が持続する患者さんでは陽性が持続すること，一方，一過性で軽快する場合は，抗体はゆっくり減っていって数年後にはやがて検出されなくなることもわかりました．

　その後，ほどなくして，捕捉率がほぼ100％の抗体アッセイ系が作成されました．これは，この遺伝子断片をもとに，もっと広い領域のC型肝炎ウイルスの遺伝子をクローニングし，それをもとに複数の抗原部位を発現させ，それらに反応する抗体を合わせ技で検出するというものです．さらに，この抗体は肝炎が治って10年以上経ってもなかなか陰性化しないこともわかりました．このようにして，1990年代の前半には，C型肝炎に感染した血液のほとんどを検出できる抗体アッセイ系ができたのです．

　「ほとんど」と言ったのは，抗体だけではウイルスに感染した血液をすべて検出することはできなかったということです．C型肝炎ウイルスが感染すると，血中にウイルスが増えてきてはいるものの，抗体が陽性化するまでの間に1～2カ

月ほどのタイムラグがあるからです．この期間をウインドウ期と言います．この時期の献血検体があった場合は，抗体アッセイ系ではどうしてもすり抜けてしまうのです．このウインドウ期がある以上，抗体アッセイ系では輸血後のC型肝炎をゼロにすることはできません．それではどうすればよいのでしょうか．

2.2　ウイルスの検出

　ウイルスを直接測定できればよいのです．どうすれば，そんなことができるのでしょうか．C型肝炎ウイルスは量も少なく，電子顕微鏡でもなかなか見ることができません．B型肝炎のように，ウイルスの抗原が検出できればよいのですが，それはなかなかうまく進みませんでした．むしろ，B型肝炎の時のAu抗原が特殊な例で，HBs抗原は血中に大量に存在するのです．しかし，C型肝炎の場合は，そのような抗原はなかなか見つかりませんでした．C型肝炎ウイルスは血中に微量にしか存在しない，だからこそ，最後まで見つからなかった肝炎ウイルスだったのです．幸い抗体ができるので，それを用いて分子生物学的な方法で捕まえることができたのですが，臨床検体から簡便にウイルスを見つけ出す，そんなことはできるのでしょうか．それが，できるのです．病原体の遺伝子の情報があれば，遺伝子断片を増幅して検出する方法があります．これをPCR（polymerase chain reaction）法（ポリメラーゼ連鎖反応法）と言います．

　2020年は，COVID-19の検査法として耳にしない日はありませんでした．

コラム11　PCR法

　PCR法というのは，DNAを無細胞系（生きた細胞を使わない方法）で増やす方法です．私たちの遺伝情報は，二本鎖のDNAとして細胞の核内に格納されています．ヒトの体は30兆個の細胞で構成されていると言われていますが，もとは1つの受精卵から始まっています．この受精卵の中に，私たち1人ひとりは，固有の遺伝情報をDNAの形でもっています．この遺伝子のセットのことをゲノムと呼んでいます．これは細胞が分裂するたびに複製され，同じ遺伝子セットがどんどん増えていきます．もともとDNAは相補的な二本鎖ですから，どんどん自分のコピーを作る性質があって，増えていくものなのです．しかし，受精卵からDNAがどんどん増えるといっても，私たちの多細胞生物の体の1つひとつの細胞がDNA

を 1 セットずつもつということなので，DNA が増えたという感じはあまりしないかもしれません．一方，細菌は単細胞生物です．細菌なりに，遺伝子のセットすなわちゲノムをもっています．細菌は，それ以外にもプラスミドという自分の遺伝子とは別に増える遺伝子セットももっています．いずれにしても，このような遺伝子セットも，単細胞生物が増殖すれば増加します．水の入ったフラスコに入れた細菌が増えると水は濁りますが，同時にその中で DNA が増えているわけで，この場合は少し DNA が増えたという気がするかもしれません．

　さて，分子生物学的な方法を使うと次のようなことが可能になります．プラスミドという遺伝子の増幅ユニットの中に，自分の増やしたい遺伝子の cDNA を入れておきます．このプラスミド（これを組換え遺伝子と言います）を実験用の細菌に導入します（これをトランスフォーメーションと言います）．そうやって，先ほどのフラスコを 1 日振ってやると（細菌が増えやすい状況にしてゆっくり混ぜ続けます），細菌が増えて，cDNA の入ったプラスミドも増えるのです．フラスコの液体を回収して，遠心して細菌を集めます．それをすり潰してプラスミドを回収し，cDNA を切り出してやれば，増えた遺伝子を取り出せます．プラスミドというベクター（運び屋）を使えば，遺伝子を案外簡単に増やすことができます．これは，細菌という生命体を使って DNA を増やしたことになります．DNA というのは，このようにもともと生命体の中で自分のコピーを作って増える性質があります．だからこそ，生命はこれを遺伝情報として使っているのです．

　しかし，この方法も，もともとプラスミドに入れる cDNA を準備してからスタートしているので，遺伝子断片を検出するという方法には向きません．あらかじめ準備することなく微量の遺伝子断片を増幅することができれば，これは画期的な技術になります．これが PCR 法です．

　ここで，二本鎖 DNA があるとします．これは，水素結合で相補的な塩基同士が結合して構造を保っています．これを高温（たとえば 94℃）にすると，1 本ずつの鎖に分かれます（これを変性と言います）．ここへ，それぞれの DNA の 3′ 端付近に相補的な 20 塩基ほどの 1 対の DNA（これをプライマーと言います）を過剰に入れます．その状態で温度を下げる（たとえば 55℃）と，どうでしょう．もともとの長い DNA の鎖のそれぞれに，対応するプライマーが相補的に結合します．ここに，DNA を複製する酵素（DNA ポリメラーゼ）を入れてやります．たとえば，この酵素の至適反応温度が 72℃ だとすると，その温度まで上げてやります．プライマーがくっついた DNA はプライマーの部分から新しい DNA 鎖が伸長し，DNA 鎖が 4 本，つまり 2 倍になります．次に 94℃ にして変性させ，また 55℃ でプライマーをつけて，72℃ で伸長させたらどうなるでしょう．もとの 4 倍になります．もう一

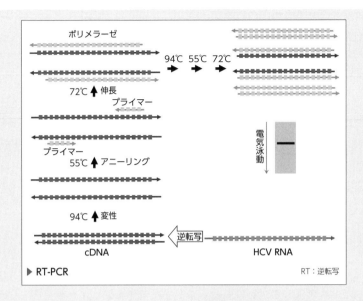

ポリメラーゼ

94℃　55℃　72℃

72℃ ↑ 伸長

プライマー

プライマー

55℃ ↑ アニーリング

94℃ ↑ 変性

電気泳動

cDNA　　　　　　　　　　　　逆転写　　　　　　　HCV RNA

▶ RT-PCR　　　　　　　　　　　　　　　　　　　　RT：逆転写

度同じことを繰り返すと，次は8倍になります．すなわち，このようなやり方をすれば，微量のDNAを，温度を上げ下げするだけで指数関数的に増幅することができるのです．もちろん，これにはいくつかの前提があります．一口にポリメラーゼといっても，これはタンパク質なので，94℃などの高温にしてしまうと，タンパク質そのものが高次構造を保つことができず失活してしまいます．したがって，耐熱性のDNAポリメラーゼでなければ話になりません．それがなければ，1サイクルごとにポリメラーゼを足してやらないといけないので，気の長い話になってしまいます．しかし，熱耐性のポリメラーゼがあるのです．私たちのDNAポリメラーゼは，加熱により容易に失活してしまいます．でも，世界中には，高熱で生きている生物もいるのです．一番有名なのは，海底の熱噴出孔で暮らす生物たちです．過酷な環境ですが，私たち生命が誕生した場かもしれないと言われているところです．このような所に棲む生物は，おあつらえ向きに熱耐性のポリメラーゼをもっています．微量なサンプル，そこにプライマーを入れる（プライマーの設計には目的とする遺伝子の塩基配列情報が必要です），ポリメラーゼを入れる，後は温度を上げ下げするだけ．このような無細胞のシステムでDNAを増やすことができるのです．

　この画期的な方法を米国のキャリー・マリス（Kary B. Mullis）という研究者は，1980 年代後半にカリフォルニアで夜空を見ながら思いついたと言われています．彼はこの一瞬のひらめきで 1993 年のノーベル賞を受賞しました．

　C 型肝炎ウイルスという極めて微量で長らく見つけることができなかったウイルスと PCR 法がともに同時期に発見されたことは，何か宿命的なものを感じます．PCR 法というのは，コラムで説明したように，温度を上げ下げする浴槽と，耐熱性ポリメラーゼ，そして遺伝情報をもとに作製した一対のプライマーがあれば，どこでも簡単に微量な遺伝子断片を増やすことができる技術です．これを C 型肝炎に応用したら，患者さんの血液にウイルスがいるかどうか簡単にわかるのではないか，だれでも思い付く着想です．

　「でも，C 型肝炎って RNA ウイルスでしょう，RNA は増やせるのですか？」そのようなことに気がつかれた読者もいらっしゃるかもしれません．鋭い指摘です．RNA はこの方法では増やすことはできません．しかし，RNA をいったん DNA にしてやってから PCR をかければ問題ありません．微量な C 型肝炎ウイルスであっても，それを検出することができるようになったのです．この方法は，最初は C 型肝炎ウイルスの存在診断に使われましたが，その後，方法が改良され，最初の遺伝子の量，すなわちウイルス量も定量できるようになっていきました（☞**3.1.3**）．

コラム 12　逆転写

　分子生物学が教えるところによると，遺伝情報は核酸からタンパク質の方向へ，一方通行で伝わります．核酸の塩基配列とタンパク質のアミノ酸配列は対応関係にありますが，情報の流れは核酸からタンパク質の方向への片道通行です．もう少しくわしく言うと，DNA から RNA に情報が伝わり（転写），RNA の情報をもとにタンパク質が作られます（翻訳）が，タンパク質の情報が核酸に伝わることはありません．これは生命のもつ根本的な性質で「セントラルドグマ」と言います（☞**コラム 8**）．DNA から RNA も基本的に一方通行なのですが，1 つだけ例外があります．RNA ウイルスの一部は，その情報をもとに DNA を作ることがあるのです．これを逆転写と言います．また，このようなウイルスをレトロウイルスと呼びます．人間に関係するレトロウイルスとしては，AIDS（acquired immunodeficiency syndrome；後天性免疫不全症候群）の原因である HIV（human immunodeficiency virus；ヒト免疫不全ウイルス）が有名です．HIV は RNA ウイルスなのですが，RNA から DNA を作って，

これをヒトのリンパ球の遺伝子（もちろんDNAです）に組み込み，免疫不全を発症させるのです．これがHIVの困った性質で，ウイルスの増殖を薬剤で抑え込んだとしても，組み込んだ遺伝子は取り出せませんからずっと薬を飲み続けなければなりません．

　実は，B型肝炎ウイルスにも同じような問題があります．B型肝炎ウイルスは3200塩基からなる不完全な二本鎖環状DNAをゲノムにもっていますが，複製する際にいったんこのゲノムサイズよりも大きい3500塩基からなるRNAを転写し，これを鋳型にもう一度不完全二本鎖環状DNAを作るという，少しややこしい増殖のしかたをします（☞**コラム22**）．DNAウイルスなのだけど，逆転写過程をもっているのですね．少し先回りしてお話すると，B型肝炎の治療にはインターフェロンと核酸アナログがありますが，核酸アナログというのは，このウイルスの逆転写過程を抑制する薬剤です．この薬は，HIVの治療薬である逆転写酵素阻害薬を参考にして作られました．

　少し脱線しましたので，RNAウイルスの仲間のレトロウイルスの話に戻ります．さて，レトロウイルスが，RNAからDNAを作る際に使っている酵素が，RNA依存性DNAポリメラーゼと呼ばれる酵素です．これを用いると，実験室内でRNAからcDNAを合成することができるのです．

　C型肝炎の場合は，ランダムプライマー（色々なところからDNAの合成を開始できる便利なプライマー）を用いて，逆転写酵素でまずcDNAを作ってやります．その後に，C型肝炎ウイルスの遺伝情報をもとに一対のプライマーを入れてやって，PCR法でこのcDNAを増やしてやればいいのです．臭化エチジウムという化合物は，二本鎖のDNAが作る隙間にくっつきやすく，紫外線を当てると蛍光を発します．PCRで増幅したDNAは長さが揃っているので，多糖類のゲルの中で電気泳動して染めると，くっきりしたバンドとして検出することができます．

　B型肝炎の発見は分子生物学の黎明期に重なり，B型肝炎ウイルスというものが分子生物学の格好の研究材料になりました．ヒトのゲノムは30億の塩基からなっています．当時はこんなサイズのものを取り扱うことができませんでしたが，3200塩基のコンパクトなB型肝炎ウイルスは"生命体"の研究には格好の材料だったのです．一方，C型肝炎ウイルスの発見はちょうどPCR法が発明された時期に重なります．PCR法は極めて簡単な技術で，これは臨床医学の領域に，あっという間に導入され，C型肝炎の研究を爆発的に進める起爆剤になりました．

2.2.1 輸血後肝炎

　日本では，輸血の安全を図るために，2000年から献血検体50本を1つにまとめて（プールサイズ50本として），C型肝炎ウイルスとB型肝炎ウイルスが混入していないかPCR法で直接調べる検査が導入されました（HIVに対しても同様に行われています）．これはNATと呼ばれていて，Nは核酸（nucleic acid），Aは増幅（amplification），Tはテスト（test）の略号です．その後，検体のプールサイズを20検体にして精度を上げ，最近では1検体ごとにNATを実施しています．これにより，ウインドウ期の血液がすり抜けるということもなくなり，年間100万件近くある輸血によりC型肝炎に感染することは，ほぼない状況になっています．

　ここで，C型肝炎の発見が，輸血医療にどれだけのインパクトを与えたのかについて少しお話ししておきたいと思います．交通事故や災害で大量出血したような時，あるいは出血が避けられないような大きな手術をする際，何が必要でしょうか．そう，輸血です．輸血により，患者さんを救命したり，難しい病気を手術で治したりできるようになりました．1900年の血液型の発見は，オーストリアの病理学者カール・ラントシュタイナー（Karl Landsteiner）の功績ですが，輸血ができるということが近代医学を発展させたという面があります．それでは，輸血の血液はどのようにして準備されるのでしょうか．これは，献血ですね．皆さんも，献血に行かれたことがあると思います．でも，このような献血が当たり前になったのはそれほど古い話ではありません．戦後，日本はしばらくの間，血液の供給を民間の血液銀行に頼っており，その原料が売血で賄われている時代がありました．売血というのは，採血する際に，それを有償で行う制度です．これでもいいように思われるかもしれませんが，金銭目的に過度に血液を売る人が出てくるという問題，そしてそのような血液を輸血すると輸血後肝炎が高率に起こるという問題がありました（**図2-1**）．当時は，輸血後肝炎というのは，輸血をしてしばらくして黄疸が出ること，あるいは血清ALT値が上昇することをもって診断されていました．そのような事例が，輸血件数の約半分で発生していたのです．このことは，輸血用の血液が"黄色い血"と呼ばれるなど（過度の供血により供血者が貧血になっていてヘモグロビン濃度が低下しているせいでそう呼ばれました）問題だったのですが，これが大問題になったのは1964年のことです．この年は，東京オリンピックが開催された年ですが，オリンピック開催の半年前

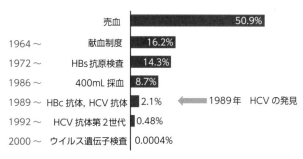

▶図 2-1 日本における輸血後肝炎の発症率
HCV：C 型肝炎ウイルス

に，ライシャワー事件が起こりました．当時の米国駐日大使の刺傷事件です．この時，受傷により大量出血したエドウィン・ライシャワー（Edwin O. Reischauer）大使を大量の輸血と手術で無事救命したのです．しかし，その後，やはり輸血後肝炎を発症しました．この事件をきっかけに，政府は売血に頼っていた輸血体制を，一気に献血制度に変更しました．この時，ライシャワー大使が発症したのは非 A 非 B 肝炎であり，彼は C 型肝炎の合併症により 1990 年に亡くなっています．

　献血への移行により，輸血後肝炎の発症は 16％に減少しましたが，それでも極めて高率です．1970 年代になり，Au 抗原（HBs 抗原）が測定されるようになり，この検査が陽性の血液は除外されました．しかし，効果は限定的でした．その後，献血の際の血液の量を 200 ミリリットル［mL］から 400 mL に増やすという工夫がされました．これで，ようやく輸血後肝炎の発症率が 10％弱程度になりました．献血の量を 400 mL にすると，たとえば 400 mL の輸血が必要な患者さんに輸血をする際に，ドナーは 2 人から 1 人に減ります．そうすると，ウイルスが入っている可能性が 2 分の 1 に低下するからです．

　このように，C 型肝炎が発見されるまで 10％程度の輸血後肝炎があったのです．100 万件輸血すると，10 万人が C 型肝炎に感染していたという勘定になります．輸血というのは，もちろん当座の外傷や病気を治すために必要で，医学の進歩により，救命された命はたくさんあるのです．しかし，それは同時に，ライシャワー大使のように（彼の場合は 25 年後に），命を失う病気を引き起こしてしまうのです．

　カイロン社が開発した C 型肝炎ウイルスの抗体アッセイ系の導入は，この輸血後肝炎の発症率を劇的に低下させました．同時に B 型肝炎ウイルスの検出系も改

良（HBc体の測定を追加）したこともありますが，2％にまで低下したのです．その後，先ほど少しお話しした，この70％の精度の抗体アッセイ系を100％の精度まで上げ，0.5％にまで低下させます．そして，最後に残っていたウインドウ期の問題をPCR法で克服したのです．

　C型肝炎の感染率は，日本では高齢者ほど高く，若年者になればなるほど低くなっています．これは，高齢者ほど過去にC型肝炎に感染する機会が多かったことを意味しています．これはもちろん輸血に伴うものもあるのですが，一方で多くの方が必ずしも輸血の既往があるわけではありません．ウイルスの存在が認識されていなかった時代には，医療行為や，民間療法，鍼灸，あるいは歯科処置などの際に，一定の感染リスクが存在していたものと考えられます．しかし，ウイルスがいるということが明確になることにより，そのようなリスクを管理することができるようになります．ウイルスの発見は，新規の感染を予防するという点で，劇的な効果を上げたのです．

2.3　C型肝炎という病気の解明

　さて，ウイルスを発見するということが，疾患の発生の予防のためにどれだけ大切かということをお話ししてきました．さらに，もう1つ，劇的に変わったのは，C型肝炎という疾患の存在が明確になり，疾患の疫学的実態と疾患の自然史が明らかになったということです．

2.3.1　疫学的インパクト

　疫学というのは，その疾患の患者さんがどのくらいいて，どのような健康被害を起こしているのかということを明らかにする研究分野です．疾患の自然史というのは，その疾患に罹ると（C型肝炎の場合はウイルスが感染すると），その患者さんはその後どのような経過をたどるのかということです．非A非Bと言われていた時代には病気を定義できませんから，どれだけそのような患者さんがいるのかも，それが何をもたらすかもわからなかったのです．

　まず，感染の実態についてですが，C型肝炎ウイルスの抗体が測定できるようになり，日本人での感染率は，一般人口の約1％余りで，200万人程度の感染者がいることがわかりました．若年者の抗体陽性率は低かったのですが，40歳代

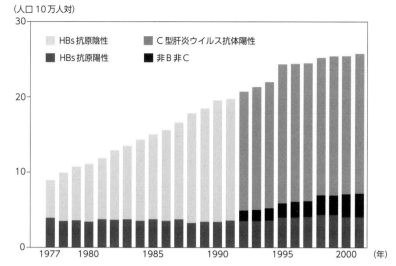

（人口 10万人対）

▶図 2-2 日本における肝細胞癌による死亡の年次推移
（厚生労働省 人口動態統計，日本肝癌研究会 全国原発性肝癌追跡調査報告より）

以降になると，世代ごとにうなぎ上りに高くなっている実態が明らかになりました．世界の統計では，地球上に1億7千万人の感染者がいると推計されました．まさに，巨大感染症だったのです．

　日本では1970年代半ば頃から肝癌による死亡が急増していました（**図2-2**）．当時は，B型肝炎の診断はHBs抗原を検出することによりできるようになっていたので，肝癌はB型肝炎によるものと，それ以外に分けられていました．頻度としては非B型が優勢であり，それが1990年頃には急増して80％近くを占めるようになっていました．もちろん，このなかには明らかに大量飲酒による肝癌も含まれていましたが，多くは確かに少々の飲酒はするのだけど肝癌になったというような患者さんたちでした．それが飲酒によるものなのか，そうでないのかよくわからなかったのです．そこに，C型肝炎ウイルスの抗体検査ができるようになりました．肝癌の患者さんをHBs抗原陽性のB型，C型肝炎ウイルス抗体陽性のC型，それ以外の非B非Cに分類できるようになったのです．そうすると驚くべきことがわかりました，それまで非B肝癌とされていたものの大多数がC型肝癌だったのです．臨床的にアルコールによる肝癌と思われていた患者さんのなかにも，実はC型だったという患者さんが多数いました．1970年代半ば以降日本で

急増していた肝癌はC型肝炎によるものだったのです．その後，2000年代半ばまで日本の肝癌による死亡は増加の一途をたどります．最終的には，日本の肝癌による死亡は年間3万4千人にまで達し，そのうち70％がC型，15％がB型，残りの15％が非B非Cという具合になりました．非B非Cの約3分の1がアルコール，3分の1が非アルコール性脂肪肝炎（nonalcoholic steatohepatitis：NASH；ナッシュ），残りの3分の1がその他であると推計されています．少し先回りして話してしまいますが，最近ではC型肝炎の治療の進歩によりC型が減少し，非B非Cが増加しています．非B非Cの中でもNASH肝癌が急増しているのが最近の特徴です．

　日本の肝硬変の患者さんでも，同じようなことが調べられました．1990年代の日本の肝硬変の最も多い原因がC型肝炎によるものだったのです．これは，日本人の健康を考える上で大きな問題でした．今まで知られていなかった疾患が，日本人の死亡の大きな原因だったのです．言葉を換えれば，血液伝搬性ウイルスによる感染が，日本人の健康を大きく損なっていることが白日の下に晒されたのです．

2.3.2　自然史の解明

　また，C型肝炎の患者さんの疾患の自然史も徐々に明らかになってきました．自然史というのは，その病気になれば，その後，体にどのような影響が出るか，ということです．これは，その病気を理解する時の基本になります．たとえば，ある病気の治療を考えるとします．でも，そもそも，その病気は放っておくとどうなるのかがわからなければ，それを治療したほうがよいのか，しなくてもよいのかわかりません．治療の効果というのは，その病気に介入することにより，放っておくよりもいいことが起こらなければ意味がないからです．また，病気がその後どのような経過をたどるのかわからなければ，患者さんも心構えのしようがありません．

　C型肝炎の自然史を明らかにする上で役に立ったのは，過去の肝疾患の患者さんの詳細な病歴と保存血清です．保存されていた血清を用いてC型肝炎ウイルスの抗体を測定することにより，その患者さんがC型肝炎であったかどうかがわかります．また，輸血歴から感染の時期を推定します．その患者さんの長い病歴から，たとえば慢性肝炎から肝硬変，肝癌となるまでの長い経過をたどります．そのようにすることによって，疾患の進展過程の概略を知ることができるようになりま

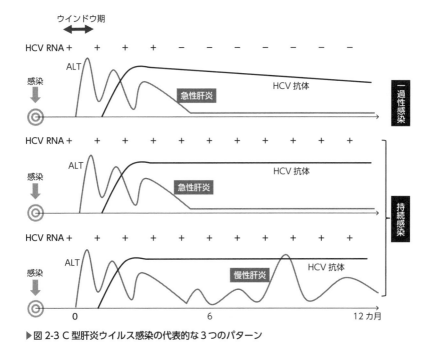

▶図 2-3 C 型肝炎ウイルス感染の代表的な 3 つのパターン

す．あるいは，輸血後肝炎と診断された患者さんの経時的な保存血清を用いてウイルス抗体とウイルスRNAを測定してやれば，そもそも輸血後肝炎の後にどの程度ウイルスが存在し続けるのかもわかるわけです．このようなことを，後ろ向きに（過去のデータをさかのぼって），そしてその後は前向きに行う（新たなデータを収集して検証していく）ことにより，以下のようなことがわかってきました．

　まず，C型肝炎ウイルスに感染すると，30％の患者さんでだいたい6カ月以内にウイルスは消失しますが，残りの70％の患者さんは持続感染に陥ります（**図2-3**）．6カ月を超えてウイルスが陽性であった患者さんから，その後に自然にウイルスが排除されることは極めて稀です．多く見積もっても年間0.1％程度と推定されます．健康に暮らしている一般住民を対象にして見つけられたC型肝炎ウイルス抗体陽性者のうち，実際にウイルスが検出されるのは約70％，残りの約30％はウイルスが検出されません．これは，先ほどのウイルス感染者の一過性感染と持続感染率の観察とよく合う数字です．持続感染に陥った場合，その後のウイルスの自然排除は極めて稀なのですが，約4分の1程度の患者さんは血清ALT

値がほぼ正常で推移します．血液生化学検査をしてALT異常があり，慢性肝炎と診断できる患者さんは4分の3程度なのです．このことは，C型肝炎ウイルスが発見されるまで輸血後肝炎が後を絶たなかった事実とよく合います．献血の時は，HBs抗原だけでなく，もちろんALT検査もしていて，異常値を示す血液は輸血から除外されていたのです．それでも，この方法ではC型肝炎ウイルス陽性者の4分の1程度の血液は除外することができなかったのです．このALT値正常者のごく一部はかなり長期にわたってこのような状態を持続しますが，多くはALT値異常が出現し，慢性肝炎に移行することもわかりました．

　さて，持続感染に陥ると，ほとんどの患者さんで20～30年の経過で肝硬変まで進展します（**図2-4**）．肝臓の線維化の程度は4段階に分けられるという話をしましたが（☞**コラム5**），この1段階を進むのにだいたい8年かかることになります．ゆっくりですが，確実に進行する疾患なのです．C型肝炎ウイルスをもっている人は，もっていない人に比べて肝癌のリスクが40倍高いことがわかりました．これは肝臓の線維化の程度と相関しており，肝硬変（F4）から年率8％，慢性肝炎のF3からは5％，F2からは2％，F1でも0.5％程度の発癌率になります．このようなことは，非A非Bと言われていた頃はまったくわかりませんでした．なかには，C型肝炎のせいだったのに，お酒のせいと考えられていた例もあったのです．ウイルスが見つかることにより，わからなかった肝疾患の実態が明らかにな

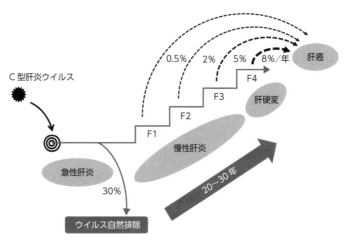

▶**図2-4 C型肝炎の自然経過**

り，それに対する対応が喫緊の課題であることも明確になったのです.

2.3.3　C型肝炎はどのようにして広がったか

　発見された当時，世界で1億7千万人，日本で200万人の感染者がいると言われたC型肝炎は，どのようにして広がったのでしょうか．日本では，第二次世界

コラム13　C型肝炎ウイルスによる肝臓以外の疾患

　C型肝炎といえば，肝臓の病気ですよね．誰だってそう思います．でも，実はC型肝炎ウイルスの感染は，肝臓以外にも病気を起こすのです．代表的なものを紹介します．B細胞リンパ腫，シェーグレン（Sjögren）症候群，クリオグロブリン血症，腎炎，扁平苔癬などです．B細胞リンパ腫は，血液の悪性腫瘍です．C型肝炎が原因で血液のがんになるとは，少し衝撃的ですよね．これは，C型肝炎ウイルスの感染状態がB細胞の増殖を刺激し続けることに原因があると考えられています．最初は反応性の状態なのですが，そこのどこかで腫瘍への逸脱が起こるのだと考えられます．シェーグレン症候群は，唾液腺や涙腺が線維化して，口腔や眼が乾燥する病気です．クリオグロブリン血症は，クリオグロブリンという特殊なタンパク質が血液中で増えて血管を傷害する病気です．このタンパク質はやはりB細胞が産生します．クリオグロブリンは，温度が下がると凝集するので，寒冷刺激により増悪します．皮膚症状が最も多く，紫斑や潰瘍を形成します．手足の末端が寒冷で青紫色になることが特徴で，これをレイノー現象と呼んでいます．クリオグロブリンが臓器に沈着すると，臓器障害を起こすこともあり，特に腎臓は血管が多く腎炎を引き起こします．扁平苔癬は，皮膚や粘膜に生じる炎症性の病変です．

　C型肝炎が診断できるようになると，これらの病気がC型肝炎ウイルスに感染した人に多くみられることが明らかになり，その関連が指摘されるようになりました．少し先回りしてお話しすると，インターフェロンやDAAでウイルスを排除すると，このような病状が軽快することがあり，明らかにC型肝炎ウイルスが原因でこのような肝外病変が起こっていることがわかったのです．ウイルスを排除しても，腫瘍化したB細胞はよくなりませんが，活性化したB細胞はよくなります．クリオグロブリン血症も改善し，血管炎も治まります．また，C型肝炎の感染者は，うつ状態など精神的な障害を起こすこともあります．これは，おそらく弱いインターフェロン応答が起こっているためだと考えられます．C型肝炎の治療をすると，このような精神症状も軽快することがあります．

大戦前後の時期にＣ型肝炎の感染が広まったのではないかと考えられています.

　1つは日本住血吸虫症との関係です. 日本住血吸虫というのは, 門脈に寄生する寄生虫で, 門脈圧亢進症や肝硬変を引き起こします. 淡水に棲むミヤイリガイが中間宿主になっていて, かつては日本の河川やため池などで多く生息していました. 中間宿主由来の幼虫がヒトの皮膚から侵入し, 門脈に移動し成虫になり, 疾患を引き起こすのです. その後, ミヤイリガイの撲滅が進み, 1976年以降は日本住血吸虫症の新規の発生はないと言われています. しかし20世紀前半には, 地方病として特に山梨県, 静岡県, 広島県, 佐賀県などで頻度が高かったのです. 当時, 駆虫薬としてスチブナール®（酒石酸アンチモンナトリウム）の静脈注射が行われており, この注射によりＣ型肝炎が広がったと考えられています.

　もう1つは, やはり同じ時期の手術や輸血を介した感染です. 戦前戦後の時期は医療が発達し, 多くの患者さんを観血的な治療で救命できるようになりました. 以前は命を落としていた大きな外傷や病気でも, 医学の進歩により手術や輸血で救命できるようになったのです. しかし, ウイルスが知られていない時代の観血的な処置には, Ｃ型肝炎の感染のリスクがありました. また, ウイルスが見つかっていない時代には, 予防接種などでも感染が広がったのではないかと考えられています. 血液製剤による感染の拡大もありました. また, 医療行為ではない民間療法でも感染のリスクは高かったと考えられます. このようなことを示唆するのが, 日本におけるＣ型肝炎の抗体陽性率です. 高齢者ほど高いことが明確であり, やはり古い時代の衛生状況と密接に関係していることがうかがわれます.

コラム14　Ｃ型肝炎ウイルスの感染の拡大と近代システムとの関連

　Ｃ型肝炎ウイルスは, 遺伝子型により少なくとも7つの型に分けられます. Ｃ型肝炎ウイルスというたった1種類のウイルスがいるように思われるかもしれませんが, 9600の塩基配列を比べると, 実は極めて多様性があることがわかります. このような中で, お互いの塩基配列が30％以上異なる場合には, これを異なる遺伝子型として分類しています. ヒトとチンパンジーの塩基配列の違いがたかだか1％ですから, 30％というのはまるで違う生物のような隔たりです. この中で, 1型は日米欧で主要なものですが, 日本と欧米ではサブタイプが異なります（☞ **3.1.4**）. 日本は1b型がほとんどで, 米国では1a型です. 欧州はや

はり1a型が多いですが，一部1b型も存在します．東南アジアに行くと3型が増えてきます．4型はアフリカに多い遺伝子型です．さて，ここで色々な遺伝子型を紹介しましたが，これらの遺伝子型もそれぞれが単一のものではありません．同じ1b型でも，患者さんごとにそのウイルスの遺伝子配列はサブタイプ内でも極めて多様なのです．

　現在，C型肝炎ウイルスに関する塩基配列情報は年々増加しており，何万ものウイルスの塩基配列が登録され，それがどこの国の患者さんから分離されたかということがわかっています．RNAウイルスは，DNAウイルスに比べると，遺伝子を複製する際にエラー（間違い）が起こりやすいことが知られています．これをもとに現在世界に分布している多様なC型肝炎ウイルスの各遺伝子型の共通祖先の存在がいつ頃にたどれるのか推定することができます．そうすると，興味深いことに，遺伝子型1型，2型，3型などは19世紀の後半，あるいは20世紀の初頭という結果が出てきます．遺伝子型4型はもう少し古くて18世紀半ば頃のアフリカ中央部に存在したという結果が出てきます．もちろん，これは推計なので，多くの仮説に基づいた1つの結果でしかありません．ただ言えるのは，結構新しい過去なのだということです．おそらく，C型肝炎ウイルスは，長く地域に土着し小さな感染症として存在していたのだと思いますが，近代に入って，戦争や医療の発達とともに，そして人類の大規模な移動とともに爆発的に地球上に広がったのだと思われます．

　ちなみに，B型肝炎でも同じような研究がなされています．B型肝炎ウイルスの場合は，DNAウイルスなので結構古いサンプルからも塩基配列を解析することができます．DNAは化学的に安定なのですが，それに比べるとRNAは脆くて古い試料から塩基配列を決定することはできません．『ジュラシック・パーク（1993年）』という映画で，恐竜が蘇ったのは，琥珀に保存された蚊が吸っていた恐竜の血液に含まれていたDNAからでした．そういうわけで，B型肝炎ウイルスの場合は，現在の感染者の塩基配列だけでなく，ミイラや古いタイプの人類の化石からもDNAの解析をすることができるのです．それによるとB型肝炎ウイルスの共通祖先は1万5千年前くらいに遡れるようです．B型に比べると，C型は人類にとってたぶん新しいタイプの肝炎であったのだと思います．

2.3.4　肝炎対策基本法

　本章の最後に，肝炎対策基本法について記載しておきます．日本は，2009年に同法を成立させ，2010年より実施しています．これは，国が国内に肝炎ウイルス感染者（B型およびC型）が多数存在し，肝炎が国内最大の感染症になっており，それから進展する肝硬変，肝癌などの重篤な肝疾患が国民にとって深刻な

健康被害であると位置づけたからです．「がん」などの総合的な疾患に対しては，がん対策基本法など，国はいくつかの法律を施行していますが，「肝炎」という1つの疾患についてこのような法律があるのは極めて稀なことです．肝炎対策がいかに国民にとって重要であるかがよくわかります．このような法制化の背景には，血液凝固因子製剤へのC型肝炎ウイルス混入による不特定多数の感染被害（薬害肝炎事件），集団予防接種の際の注射器の連続使用によるB型肝炎ウイルスの感染被害（予防接種禍事件）を防ぎきれなかったことに対する，強い反省があります．

　この法の精神を遂行するためには，肝炎に関する専門的，学際的または総合的な研究を推進するとともに，肝炎の予防，診断，治療などにかかる技術の向上とその他の研究などの成果を普及，活用，発展させることが第一義的に重要です．そして，肝炎に関わる検査や医療を普及・推進していかなければなりません．また，肝炎ウイルスに感染していること，あるいは肝炎患者であるということを理由に不当な差別が行われないよう，個人の尊厳を守ることが大切で，そのためには肝炎に関する知識の普及が重要です．政府は，肝炎対策を実施するために必要な法制上または財政上の措置，そしてその他の措置を講じなければなりません．我々医療者側は，国および地方公共団体が講ずる肝炎対策に協力し，肝炎の予防に寄与するよう努めるとともに，肝炎患者さんたちの置かれている状況を深く認識し，良質かつ適切な肝炎医療を行うよう努めなければなりません．

　現在，日本では「肝炎治療医療費助成制度」や「重症化予防推進事業」などが実施され，肝炎，肝硬変，肝癌の治療が受けやすいよう制度整備がされていますが，これらはこの法の精神に則ったものです．世界保健機関（World Health Organization：WHO）は2030年までにウイルス肝炎による死亡を65％低下させようとしていますが，我が国もそれに先んじて，その先を目指していかなければなりません．

3.1 インターフェロン

インターフェロンはご存じでしょうか.「がんやウイルスに効く薬でしょう」という声があがるかもしれません. そうですね, 半分くらいは正しいと思います.

3.1.1 サイトカイン

インターフェロンというのは, 実は, 私たちの体, もっと言えば私たちの体を構成する細胞が作り出すサイトカインのプロトタイプと言うべきものです. 構造的には, 化合物ではなく, タンパク質です. サイトカインは, 細胞が細胞同士のコミュニケーションに使う生体分子です. ホルモンも似ていますが, ホルモンは臓器間のコミュニケーションをつかさどります. 比較的遠距離の情報伝達に使われる分子です. 一方, サイトカインは, 隣の細胞, あるいはその隣の細胞という具合に, 近距離で作用します. 特定の細胞ではなく多様な細胞が産生するということ, それからその受け手側も多様であること, そしてその働きが多彩であることが特徴です.「プロトタイプ」というのは,「最初の例」というような意味ですが, 今ではたくさんのサイトカインが存在することが知られています. インターフェロン以外にも, インターロイキンや腫瘍壊死因子と呼ばれるタンパク質もサイトカインに分類されます. インターフェロンというのは, サイトカインとして初めて見つかった分子ということですから, そもそも細胞間のコミュニケーションに使われている物質を見つけようとして発見されたものではありません. ほかのことを研究している過程で見つかったものが, そのような特徴をもった初めての生体分子の例であったということです.

コラム 15　インターフェロンの発見

　1930 年代に，インターフィアレンス（干渉）と呼ばれる不思議な現象があることが知られていました．細胞を培養して，そこにウイルスをかけます．そうすると，そのウイルスが細胞を傷害するようなタイプの場合は，その細胞が死んで減っていきます．十分量のウイルスを接種すると，細胞は全部死んでなくなってしまうのです．そこで，今度は，少量あるいは中等量のウイルスをかけてやります．そうすると少し細胞は減るかもしれませんが，多くの細胞は生き残ります．さて，その次に十分量のウイルスを接種します．そうすると不思議なことに，細胞は生き残るのです．この現象は，細胞がウイルスに一度曝露される（感染する）と，次に同じウイルスをかけてもそのウイルスに抵抗性を示しているのですから，一見それまでに知られていた免疫現象（抗体のところで説明した獲得免疫のこと☞**コラム 10**）に似ています．しかし，この現象にはリンパ球は関与していませんし，またこの耐性を付与する因子は抗体でもないことが明らかになりました．さらに，先ほどは，最初にかけたウイルスと次にかけたウイルスが同じ場合でしたが，2 回目のウイルスを違うものに変えても同じような効果がみられることもわかってきました．この干渉現象は，最初にかけたウイルスに対する耐性だけでなく，それ以外のウイルスに対しても有効なのですから，少し融通の利くシステムです．

　この未知の因子が何なのか．当時，細菌に効く抗生物質は発見されていましたが（1929 年にアレクサンダー・フレミング（Alexander Fleming）が発見したペニシリンですね），ウイルスに効く薬は知られていませんでした．この因子は，抗ウイルス薬になるかもしれません．20 年近くにわたって，この因子の研究がなされました．そして 1957 年に見つかったのが，インターフェロンなのです．これは，インターフィアレンスを担う因子というような意味です．インターフェロンは，細胞がウイルスに感染した時に，細胞自身が作り出すタンパク質でした．このタンパク質には，いくつかの種類があることがわかってきました．産生する細胞や誘導因子の違いにより α と β の 2 種類があること，また，主にリンパ球が産生するインターフェロンとして γ があることがわかりました．α，β を I 型，γ を II 型と呼びます．その後，このタンパク質には，ウイルスの増殖を抑制する作用以外に，多彩な作用があることがわかってきました．科学は"もの"が見つからなければ研究が進みませんが，いったん"もの"が取り出されると，色々なことが明らかになるのです．

　まず，明らかになったのは，インターフェロンは「抗ウイルス活性」以外に，「細胞増殖抑制活性」があるということでした．この発見は，抗ウイルス作用の発見にも増して，大き

▶ **インターフェロンの分類と特徴**

タイプ	種類	抗ウイルス作用	細胞増殖抑制作用	免疫修飾作用
Ⅰ型	α / β	強い	強い	強い
Ⅱ型	γ（ガンマ）	なし	弱い	強い
Ⅲ型	λ（ラムダ）	持続的	弱い	弱い

な期待がもたれました．細胞の増殖が抑制できるのであれば，抗癌剤に応用できるかもしれ
ないからです．残念ながら，インターフェロンは，私たちがよく知っているポピュラーな癌
には有効性を示しませんでしたが，腎細胞がんや悪性黒色腫などの悪性腫瘍に対しては抗癌
剤として使用されることがあります．

　次に見つかったのが，「免疫修飾作用」です．少し漠然とした言い方ですが，漠然とした
言い方でまとめるしかないような多彩な作用があります．リンパ球の中には，**コラム10**の
獲得免疫のところで説明したB細胞やT細胞以外に，NK細胞という細胞があります．ナチュ
ラル・キラー（natural killer）細胞の略称です．インターフェロンは，このNK細胞を強力
に活性化し，NK細胞が腫瘍細胞を攻撃したり，インターフェロンγを産生したりする能力
を増強します．NK細胞は，「自己である」という標識を失った細胞（異常な細胞のことで，
癌がその典型です）を攻撃する免疫細胞です．癌細胞は多くの場合，自己を失い，さらに異
常な標識を出しているので，NK細胞に攻撃されるのです．一方，インターフェロンは，生
体内のほとんどの細胞が細胞表面に発現しているHLAの発現を増強します．HLAも**コラム
10**で少し出てきましたが抗原提示細胞とT細胞，あるいはT細胞と標的細胞の間で，抗原
提示細胞側，あるいは標的細胞側が抗原をのせて信号を送る大切な分子です．総じて，イン
ターフェロンは免疫応答を賦活する方向に働くと考えてよいでしょう．

　これらは，インターフェロンを細胞にかけたり小動物に投与したりして明らかになって
きたことです．抗ウイルス作用，細胞増殖抑制作用，免疫賦活作用の中で，Ⅰ型インターフェ
ロンは特に抗ウイルス作用と細胞増殖抑制作用が強く，Ⅱ型インターフェロンは免疫賦活作
用の強いインターフェロンであることもわかってきました．

　2000年代になって，新たなインターフェロンが発見されました．Ⅲ型インターフェロン
で，インターフェロンλと呼ばれています．消化管や肝臓，皮膚，肺の上皮細胞や，自然免
疫を担当する血液細胞に限定して発現していて，ウイルス感染の初期応答に関与すると考え
られています．インターフェロンα / βが比較的短期の応答，λは長期の応答に関与してい
るのではないかと言われています（☞**3.3.2**）．

3.1.2　C型肝炎に対するインターフェロンの臨床応用

　非A非B肝炎の時代から，すなわちC型肝炎ウイルスが発見される以前から，この疾患はウイルスによって引き起こされると考えられていました．このようなことから，1980年代からインターフェロンの有効性を検討する臨床試験が行われていました．インターフェロンはタンパク質ですから，口から飲むことはできません．服用すると消化管でアミノ酸にまでばらばらに分解されてしまうので，作用がなくなるのです．したがって，注射で投与します．半減期が8時間程度と短いので，週に3回くらい注射しなければなりません．当時，非A非B肝炎と診断されていた患者さんを対象に，Ｉ型インターフェロン（αとβ）を半年ほど注射すると，半分くらいの患者さんで血清ALT値が正常化することがわかりました．インターフェロンの注射をやめると，一部の患者さんでは再びALT値が再上昇するのですが，全体として約3分の1で治療が終わってしばらくしてもALT値の正常化が維持することがわかったのです．このことは，非A非Bの慢性肝炎に対してインターフェロンが有効である可能性を示唆していました．

　その後，ウイルスが発見されると，このような患者さんでウイルスがどのようになっているのか，PCR法を用いて検討されるようになりました．そうすると，インターフェロンを投与してALT値が正常化すると，ウイルスRNAが陰性化すること，一部の患者さんでみられるALTの再上昇はウイルスRNAの再出現を伴っていること，そしてALTの正常化が持続する患者さんではウイルスの陰性化が治療後も続くことがわかりました．すなわち，インターフェロンは，C型肝炎の患者さんの一部に対して単に肝炎を沈静化させるだけではなく，ウイルス排除を引き起こすことが証明されたのです．

　このように，インターフェロンはC型肝炎発見以前から臨床応用の研究の展開があったために，1992年（米国では1991年）という極めて早期にC型肝炎の治療として承認されました．しかし，問題は山積しています．一部の患者さんには有効でした，しかし，多くの患者さんではうまくいきませんでした．この差はどこにあるのでしょうか．

3.1.3　ウイルス量

　まず，最初にわかったのは，ウイルス量が多い患者さんには効きにくいということです．しかし，このことがわかるためには，そもそもウイルス量がきっちり

測れなければなりません．最初に，ウイルスの定量法について，少し説明しておきましょう．PCR法は，単純には微量なウイルス（C型肝炎の場合はその塩基配列をもったRNAということになります）があるかないかを検出する手段です．微量なものを指数関数的に増幅する（爆発的に増やすということ）ので，いったん増えてしまうと，元はどのくらいの量があったのかよくわからなくなります．少ないサンプルから増やしても，少し多めのサンプルから増やしても，結果は"膨大"となり，元の情報が失われてしまうのです．しかし，いくつかの工夫をすると，元のウイルスの量を測定することができます．最も単純には，増幅する回数をあまり多くしないことです．中途半端に増やしてやれば，少ないサンプルからはそれなりの増幅，多いサンプルからはもっと多い増幅になって，多い／少ないがわかる可能性があるのです．理屈はそうなのですが，サンプルの中のウイルス量は最初にはわからないので，この増幅の回数を最初に適切に決めて検査するというのは極めて難しいのです．

　次に考えられた方法は，これはなかなか賢い方法です．競合PCR法と言うのですが，増幅する遺伝子配列とそっくりな人工のRNAをサンプルに入れておくのです．そっくりだけど1カ所だけ塩基配列を変えておいて，DNAになった際に制限酵素で切れるようにしておきます．そしてPCRをかけるのです．そうすると，入れておいた既知量のRNAとウイルス由来のRNAの相対比がわかります．なぜだかわかるでしょうか．両者は同じようにcDNAになって，同じようにプライマーと酵素で増幅されます．その後，制限酵素処理をしてやるとそっくりのRNAを鋳型にして増えたDNAのほうだけは2つに切断されます．その量とウイルスRNAから増えたDNAは最初の量の比を保っているはずですから，比較することでウイルスのRNAの量を計算できるのです．この方法を用いて，色々な血液のウイルスの量が定量されました．これは画期的で，今までウイルスがいるとかいないとか言っていただけなのに，その量が測定できるようになったのです．しかしながら，この方法は研究室で行うには問題ないのですが，標準化して臨床検査として使用するには手間がかかり不向きです．ウイルスの定量法は，その後色々な変遷がありましたが，現在はPCRの際に，増幅が起こってくる状況を蛍光プローブでリアルタイムにモニタリングしながら測定しています．

　さて，インターフェロンの話に戻りますが，インターフェロンが効かなかった患者さんと効いた患者さんを比べると，ウイルス量が多い患者さんのほうが，イ

ンターフェロンが効きにくいということがわかりました．それまでに，このような定量法を用いて，たとえば感染して時間が経つとウイルスが増えるかどうかとか，慢性肝炎から肝硬変になるとウイルスが増えるかどうかなどと色々調べられましたが,疾患の進行とウイルス量はまったく関係がありませんでした．しかし，インターフェロンの効き方には，ウイルス量は大きな影響があったのです．

3.1.4　ウイルス遺伝子型

　次にわかったのは，C型肝炎にはインターフェロンが効きやすいウイルスと，効きにくいウイルスがあるということです．これはインターフェロンが効いた患者さんと効かなかった患者さんの治療前の保存血清から，PCR法でC型肝炎ウイルスの遺伝子を増やして，その塩基配列を決定して比較するという方法で調べられました．第2章で，C型肝炎ウイルスには色々な遺伝子型そして同じ遺伝子型でもサブタイプがあるという話をしましたね（☞**コラム14**）．これがインターフェロン治療効果と関係していたのです．まず，1型のウイルスはインターフェロン抵抗性,2型のウイルスはインターフェロンが効きやすいということがわかりました．

　日本は1型が約70％，2型が約30％で，残念ながらインターフェロンが効きにくい1型の多い国であることがわかりました．また，感染様式に少し差があるようで，2型は日本人の中でもやや若年層に多く，病気がまだ進んでいない患者さんに多い傾向があることがわかりました．日本は，ほとんどこの2つの遺伝子型しか存在しませんが，東南アジアでは3型が多い国もありますし，エジプトなどは4型が多いことで有名です（**図3-1**）．3型は脂肪肝になりやすい，4型は1型と同じでインターフェロンが効きにくいことがわかっています．

　1つの遺伝子型の中にも，サブタイプといって，さらに細分化された集まりがあります．たとえば，1型は主要なものとして1a型と1b型，2型も主要なものとして2a型，2b型などと分類されます．日本は，1型が最も多いのですが，そのほとんどが1b型で1a型は極めて稀です．一方，欧米では同じ1型と言っても1b型は少なく，1a型が多いです．2型については，日本は2a型，2b型の両方があります．したがって，日本は1b型と2型のウイルスがほとんどということになるのです．しかし，欧米から輸入されていた凝固因子製剤での感染や，海外での感染が疑われる例では，1a型や3型が見つかることがあります．

　遺伝子型ではないのですが，1b型のウイルスの中でもインターフェロンが効

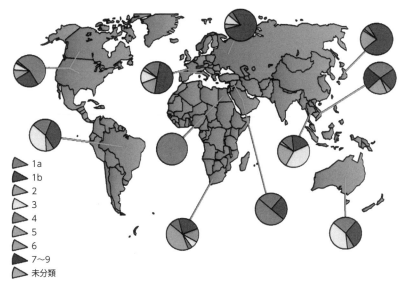

▶図 3-1 C型肝炎ウイルスの遺伝子型とそのサブタイプの地理的分布（☞口絵 2）

(Zein NN: Clin Microbiol Rev. 2000; 13(2): 223-235)

きにくいものと比較的効きやすいものがあることがわかっています．効きにくいウイルスと効きやすいウイルスの塩基配列を比較すると，NS5A領域の狭い範囲内に差があり，この部分はISDR（interferon sensitivity determination region；インターフェロン感受性領域）と呼ばれています．

3.1.5 宿主側の要因

　このようなウイルス側の因子以外に，患者さんの要因によっても効きやすい／効きにくいことがあるのがわかりました．一般に，肝臓の線維化が進行しているほうが効きにくい，高齢のほうが効きにくい，病気になってからの期間が長いほうが効きにくいです．これらはお互いに関連する因子です．それから，なぜだか説明しにくいのですが，女性のほうが効きにくいことが多いです．

　ここで，少しまとめておきます．初期のインターフェロンの6カ月治療の成績は，1型高ウイルス量の患者さんで5〜10％の成績，1型高ウイルス量以外の患者さん（2型なども含めて）で40〜50％程度，全部まとめて3分の1程度という具合でした．

3.1.6　インターフェロン治療の副作用

　インターフェロンは，多彩な生理活性をもつサイトカインです．抗ウイルス治療として使う場合は，その抗ウイルス効果を期待しているのですが，その他の作用は余分な作用です．これがインターフェロンの副作用になります．患者さんにインターフェロンを投与して最初に出てくる副作用は，発熱と倦怠感です．これは，まさに風邪をひいた時の症状と同じです．風邪はウイルスによって引き起こされる疾患ですが，風邪をひいた時も私たちの体ではインターフェロンが産生されていて，その時に感じる発熱や倦怠感，腰痛，食欲低下はインターフェロンによる反応なのです．風邪だとこのような症状は数日でなくなるのですが，インターフェロン治療の場合は長期に投与しますから，これが持続します．さらに，風邪の時には出てこないような，長期のインターフェロンの作用が出てきます．ずっと風邪をひいた状態が続きますから，食欲減退から体重減少が起こります．細胞増殖抑制作用があるので，骨髄抑制*が起こり，これにより白血球や血小板，そして赤血球が減ってきます．これを汎血球減少症と言います．白血球や血小板があまり減り過ぎると，治療の継続が困難になります．毛根の細胞の増殖も抑制されるので脱毛が起こります．免疫修飾作用により，甲状腺機能異常や糖尿病，肺線維症などが起こることがあります．特に，肺線維症は命に関わる副作用なので注意が必要です．精神神経症状としてうつ病が出てくることがあります．そもそもインターフェロンをこんなに長期に使うことは普通ありませんから，C型肝炎の治療を通して，インターフェロンの長期の作用がどのようなものであるのかということが理解されるようになってきたとも言えます．

3.2 　インターフェロンの治療効果を増強する工夫

　インターフェロンという薬があって，ある程度有効なのだけれども効果が限定的でした．それでは，どうしたらいいのでしょうか．

3.2.1　治療期間の延長

　誰でも考えつくのは，1回の投与量を増やすか，投与する期間（治療期間）を

---

*　骨髄抑制：血液の細胞（赤血球，白血球，血小板）は骨の中の骨髄で作られている（これを造血と言う）．この正常の造血が抑制されること

延ばすかですね．これらのことが検討されました．しかし，「1回の投与量を増やす」というのはあまりうまくいきませんでした．もちろん少な過ぎると効果は低下するのですが，最初の臨床試験で設定されたインターフェロンの投与量はまずまずの量で，これより増やしても治療効果は上がりませんでした．というよりも，発熱や倦怠感，血球減少症などの副作用がますます強くなって，治療を継続することが困難でした．「治療期間を延ばす」，これはうまくいきました．特に，1型高ウイルス量の患者さんに対しては，治療期間を24週間から2倍の48週間にすると，抗ウイルス効果が上昇することがわかりました．効かなければ，薬の投与期間を延ばせばよい．これはわかりやすいかもしれません．

3.2.2 リバビリン

インターフェロン以外にも，いくつかの抗ウイルス作用のある薬が試されました．そのなかにリバビリンという薬があります．リバビリンというのは，1970年代に合成された核酸アナログのプロトタイプです．核酸アナログというのは核酸（DNAやRNA）の構造成分であるヌクレオシドやヌクレオチドと類似した構造をもつ抗ウイルス薬です．リバビリンは色々なウイルスが増殖する際に，その増殖を抑制することを目的に作られた非選択的な（何か特定のウイルスを標的にしているわけではないというような意味）抗ウイルス薬になります．日本では，一般の抗ウイルス薬として使われることはないのですが，海外では呼吸器ウイルス感染症に対して使用されることがあります．このリバビリンがC型肝炎に効果があるかどうか臨床試験が行われました．単剤では，期待された抗ウイルス効果は示しませんでした．しかし，1998年に驚くべき報告がなされました．単剤で効果を示さなかったリバビリンが，インターフェロンと併用すると，インターフェロン単剤に比べて約2倍の抗ウイルス効果を示したのです．インターフェロン治療については，当時一部の患者さんにしか効かないという限界が明らかになっていたので，この発見は大変画期的なものでした．それまでに，そしてその後も，色々な薬がインターフェロンと併用して治療効果を上げるのではないかと検討されました．ビタミンD，亜鉛，スタチン（抗コレステロール薬），シリビニン（マリアアザミの抽出物），そしてニタゾキサナイドという抗寄生虫薬なども検討されました．そのような中で，しっかりしたエビデンスの出た薬がリバビリンだったのです．

　リバビリンが,どのような機序でC型肝炎に効くのかはよくわかっていません.いくつかある仮説の中で有力なものは,リバビリンのもつRNAウイルスに対する突然変異の誘発作用です.リバビリンは,グアノシンに類似の核酸アナログなのですが,これがウイルスRNAの伸長の際に取り込まれると複製エラーを起こし,ウイルスに変異が導入されやすくなると考えられています.そのようになると,インターフェロンの存在下で,増殖能の低下した変異ウイルスが出現し,排除されやすくなるのではないかと考えられています.

　ただし,リバビリンもいくつか特有の副作用をもっています.まず数週間で貧血が起こってきます.貧血にも色々あって,赤血球の産生が低下するタイプのものと,赤血球の破壊が亢進するタイプのものがあります.インターフェロンで起こる貧血は前者のパターンでした.一方,リバビリンによる貧血は後者のパターンで,リバビリンが赤血球の膜を不安定にすることにより破壊が亢進します.また,痒みや発疹などの皮膚症状が出てきます.その他の副作用として,動物実験で催奇形性があることが示されています.したがって,妊娠中や挙児希望のある患者さんには投与できません.リバビリンは腎排泄性の薬剤であり,腎機能の低下した患者さんには投与できません.

3.2.3　ペグインターフェロン

　また,インターフェロン製剤の改良も行われました.先ほどお話ししたように,インターフェロンは血中の半減期の関係から,一般的に1週間に3回注射しなければなりません.しかし,それでも血中濃度は変動し,投与後は上昇しますが,その後速やかに低下します.このような変動は,その都度副作用である発熱や倦怠感を起こします.また,安定した抗ウイルス作用を維持する際にもデメリットになります.このような問題を解決するために,インターフェロンの徐放薬が作製されました.徐放薬というのは,薬を化学的に修飾することによって,体内での安定性や効果を高める工夫をしたものです.インターフェロンαにポリエチレングリコール(ペグと呼ばれます)という高分子を結合させることにより,大きな分子にして体内での半減期を長くしています.これにより,週1回の注射で安定した血中濃度が得られるようになりました.また,発熱などの副作用も幾分改善し,抗ウイルス効果も高まりました.

3.3 ペグインターフェロン・リバビリン併用治療

このような3つの工夫により，2000年代の半ばに，ペグインターフェロンとリバビリンの併用治療が，C型肝炎に対する標準的な抗ウイルス治療として確立しました．難治性の遺伝子型1型高ウイルス量症例には48週投与，そうでない症例には24週投与が推奨されました．これで，ようやく1型高ウイルス量症例に対して40%，そうでない症例では80%のウイルス排除率が得られるようになりました．

1型高ウイルス量症例は，ペグインターフェロン・リバビリン治療をもってしても難治でしたが，いくつかの観察がさらなる工夫をもたらしました．それは，治療後のウイルス量の低下が速いほどウイルス排除率が高く，遅いほどウイルス排除率が低いという観察です．当たり前のように思われるかもしれませんが，個々の患者さんの治療経過をきっちり評価することにより，治療を最適化することができるようになったのです．

3.3.1 レスポンス・ガイド治療

1型高ウイルス量症例で，治療開始後12週以内に血中からウイルスが検出されなくなるような例では，48週治療終了後のウイルス排除率は極めて高いものになります．一方，治療開始後12週時点でウイルス量が100分の1以下に低下しない場合は，いくら治療を続けてもウイルスは陰性化しません．このようなことから，①治療開始後12週以内にウイルスが陰性化するような症例に対しては48週治療を行う，②12週までにウイルスが100分の1以下に低下し，36週までに陰性化した場合は72週に治療期間を延長し，陰性化しない場合は治療を中断する，③12週時点でウイルス量が100分の1以下に低下しない場合は治療を中断する，という方法がとられるようになったのです．これにより，ウイルス量の低下率の悪い患者さんの治療期間が延長され，ウイルス排除率が向上しました．また，ウイルスの消失速度が極めて悪い患者さんに対しては，無効であることを早期に見極めることにより無駄な副作用を避けることができるようになったのです．このような工夫により，難治である1型高ウイルス量症例の治療成績を，全体でなんとか50%程度にまで向上させることができるようになりました．このような治療法を，レスポンス・ガイド治療と呼んでいます．1型高ウイルス量の患者さんに対して画一的な治療を行うのではなく，その治療反応性に応じて治療期間を延

長する，あるいは中止することにより，治療効果と安全性を最適化しようという試みになります．これは，個別化医療の1つの例と考えることができます．

コラム16　テーラーメイド医療／プレシジョンメディシン

　一般に，1人ひとりの症状の違いや体質に合わせて，選択する治療法や投与する薬剤量を調整することをテーラーメイド医療と言います．既製服に対する注文服の意味からこのような言い方をします．その他，オーダーメイド医療や個別化医療も同じような意味です．先に挙げたレスポンス・ガイド治療の場合は，治療する前から患者さんの個性がわかっていたわけではないのですが，治療することによりその反応性をみて，治療期間を調整しています．治療前から選択する治療法がわかっているとより良いのかもしれませんが，このように治療中の反応をみながら治療法を選択するというのも，結構役に立つのです．

　従来の医療は，同じ病名の患者さんには同じ薬を処方するのが基本でした．しかし，患者さんによって効果や副作用はまちまちです．全体として，良いと判定された治療法が標準治療として確立し，それを押しなべて適用してきたのです．しかし，特にヒトゲノムの解読が進み，遺伝子配列のわずかな違いで薬の効果や副作用が変わることも次第に明らかになり，個別化医療というのが大切になってきています．最近は，癌のゲノム解析なども行われるようになり，特に癌治療においてこのような個別化医療が注目されており，プレシジョン・メディシン（精密医療）という言葉が有名になっています．これは，2015年にバラク・オバマ（Barack H. Obama Ⅱ）米国大統領が一般教書演説で，"precision medicine initiative"を宣言したためです．患者さん1人ひとりの最適な治療法を，最先端の技術を用いて，選択することを意味しています．

コラム17　一塩基多型（SNP）

　2000年代初頭は，ヒトゲノムプロジェクトが終了した時代です．分子生物学的な解析技術が進歩し，1990年に，ヒトの全ゲノムの塩基配列を決定するというプロジェクトがスタートしました．最初は国際的なアカデミアが主導するプロジェクトとして始まったのですが，途中でベンチャー企業が参入し，激しい競争になりました．そんなこともあり，予想よりも早く2001年にヒトゲノムのドラフト版が発表され，2003年に全ゲノムが決定されたのです．ヒトのゲノムは30億塩基対からなり，その中で約1%が実際に遺伝子をコードする領

域，想定される遺伝子数は約2万ということが明らかになったのです．すべての遺伝子のカタログが明らかになると，細胞や臓器でどんな遺伝子が発現しているかがわかるようになります．また，ヒトとヒトの遺伝子がどのくらい違うのか，チンパンジーとはどうなのか，挙句の果てにはネアンデルタール人とはどのくらい違うか，ヒトとネアンデルタール人は交雑したのかなど，色々なことがわかるようになります．塩基配列は，ヒトとヒトではわずか0.1％しか違わないことがわかりました．700万年前に人類と分岐したと言われるチンパンジーとの違いは，1％程度です．どう思いになりますか．動物園のチンパンジーを眺めながら，「案外違わないものだな」というようなことを思われるかもしれません．

　さて，「ヒトとヒトの隔たりが0.1％」ということをもう少しくわしく説明すると，1000塩基の中で，999個は共通で1個だけ違うということです．驚くべき一致ですよね．私たちは，肌の色や話す言葉は違っても，ほとんど変わらないということになります．さて，その異なる1000のうちの1つの塩基なのですが，「配列が違う」と言うと，皆さんは「変異」（ミューテーションと言います）という言葉を思い出されるかもしれません．医学の用語では，変異というのは，遺伝子の塩基配列のどこかが本来とは違うものになっていることで，私たちのなかの1％未満の人でしかみられない違いを指しています．変異のなかには，1つの塩基が別の塩基に置き換わった点変異，塩基の欠失，余分な塩基の挿入などいくつかのタイプがあります．先ほど，1000塩基に1つの異なる塩基と言ったのは，実は「変異」ではなく「多型」と呼ばれます．この場合は，その塩基の違いというのが，私たちの間で1％以上の頻度でみられるものなのです．変異よりも，もっと当たり前にみられる塩基の違いのことなのです．こういうものを一塩基多型（single nucleotide polymorphism：SNP，スニップ）と呼んでいます．

　変異とSNPでは，疾患との関わり方が大きく異なります．変異の場合は，それが直接疾患の発生に関係することがあります．たとえば，肝臓にはたくさんの代謝酵素がありますが，その酵素の活性に直接関連するような遺伝子変異は，肝臓にグリコーゲンが溜まり過ぎる病気（糖原病）や，高アンモニア血症を起こす病気（尿素サイクル異常症）を引き起こすことがあります．一方，SNPの場合は，そもそも多くの人がもっている塩基の違いですから，これは疾患に直接関わるということはありません．疾患に直接関わるものを，そんなに高い頻度で人類がもっているわけにはいかないからです．

　SNPは，むしろヒトの個性と関係していると言われています．たとえば，先ほどの肌の色，髪の毛のちぢれ具合，身長などに関係しているのだと考えられています．そのほかにも，たとえば肝臓のアルコール代謝に関わるアルデヒド脱水素酵素2にもSNPがあ

ります（☞**コラム18**）．この酵素の487番目のアミノ酸をコードする遺伝子の1カ所の塩基はグアニン（G）であることが普通なのですが，アデニン（A）に置き換わった場合があって，それにより，アミノ酸がグルタミン酸（E）からリシン（K）に変化します．前者をALDH2*1，後者をALDH2*2と呼びます．これは，結構人種差があって，欧米人はALDH2*1が多いですが，東洋人はALDH2*2の頻度が高く50％程度を示すようになります．ALDH2*1を2つもつ人はお酒が強く，ALDH2*2をもつ人は弱い，両方もつのはその中間です．この「中間」というのは，弱い人のようにぜんぜん飲めないわけではないのですが，中途半端に飲めて，その結果血中アルデヒド濃度が上がるので要注意です．血中のアルデヒドは唾液中に分泌され，食道を傷害するので，食道癌のリスクが上がります．そのほかにも，疾患関連SNPというのはたくさん知られています．たとえば，糖尿病になりやすいSNPというのもあります．ただし，このようなSNPは，それをもっていると糖尿病になるリスクが，もっていないよりも2倍に上がるという程度で，もっているからといって必ず病気になるわけではありません．

3.3.2　*IL28B*遺伝子多型

　C型肝炎でも，インターフェロンが効きやすい／効きにくいというのに，一塩基多型（SNP）が関係しているのではないかということが調べられました．具体的に言うと，遺伝子型1型症例でペグインターフェロン・リバビリン治療がまったく効かない症例と反応する症例の2群間で，異なるSNPがないかということを，約100万のSNPを対象に解析されたのです．このような研究をゲノムワイド関連解析（genome wide association study：GWAS）と言います．そうすると，*IL28B*遺伝子の周囲に治療抵抗性に関連する複数のSNPが同定されたのです．IL28Bというのは，インターロイキン28の中のBというサイトカインです．IL28Bには複数のSNPがありますが，たとえばrs8099917という場所は，チミン（T）の人が多いのですが，グアニン（G）の人もいます．前者のほうが頻度が高いので，これをメジャー，後者をマイナーとします．遺伝子は親から1セットずつ貰っていますから，遺伝子型としてはTT，TG，GGの3通りあって，この順番にもっている人の数は少なくなるということになります．GWASでわかったことは，ペグインターフェロン・リバビリン治療に反応しなかった人では，明らかにTGかGGの遺伝子型の人が多かったということです．ペグインターフェロン・リバビリン治療が効かないということを中心に考えれば，rs8099917がGである

ことがリスクであるということになります.

IL28Bというのは，インターロイキングループの28番目ですが，インターロイキンというのはインターフェロンの発見から始まったサイトカインの仲間です．28番目という名前からも，このグループがいかにたくさんあるのかがわかります．それから，実はこのIL28というのは，インターフェロンという名前ももっていて（ややこしくてすみません），λ（ラムダ）と言われています．2003年に発見された新しいインターフェロンであり，インターフェロンα/βとよく似た作用をもっています（☞**コラム15**）．インターフェロンと似た分子（薬に使っているαとは違うのですが）がインターフェロンαの治療効果を規定していたのです．くわしいメカニズムはわかりませんが，IL28Bのrs8099917がTGあるいはGGの遺伝子型のC型肝炎の患者さんは，TTの遺伝子型に比べて，肝臓のインターフェロン産生量がやや高いのではないかと言われています．その高いところに追加で薬を足しても効果が現れにくいのではないかと想像されています．以前から，アフリカからやってきたアメリカ人はインターフェロンが効きにくいことがわかっていました．これはなぜかわからなかったのですが，アフリカ出身のアメリカ人はIL28Bの効きにくい遺伝子型が多い人種であることもわかったのです．

同時に興味深いことがわかりました．この*IL28B*の遺伝子型が，C型肝炎ウイルスの自然排除と持続感染に関係していたのです．C型肝炎は，感染後6カ月以内に30％の確率でウイルスが自然排除されますが，残りの70％は持続感染になるという話をしました．前者は幸運で，後者はそうではないということになるのですが，これがなぜなのかはわかっていなかったのです．これも，インターフェロンが効きにくいタイプの*IL28B*（rs8099917がTGあるいはGG）をもっている人たちは持続感染になりやすいことがわかりました．C型肝炎ウイルスに感染した際の肝臓内のインターフェロン応答の強弱が，ウイルスの自然排除と関係しているのだと考えられます．

コラム 18　自然免疫

　第2章で，免疫には自然免疫と獲得免疫の2つがあるというお話をしました（☞**コラム 10**）．ここで，自然免疫について付け加えておきます．C型肝炎ウイルスは，感染すると，まず肝臓内で自然免疫応答が起こります．ウイルスのRNAが肝細胞の中にあるRNAセンサーで感知されて，最終的にはインターフェロンが産生されます．こうすることにより，ウイルスに対する最初の抵抗が始まるのです．ウイルスは肝細胞に侵入すると，ウイルスのコアタンパクからゲノムRNAが細胞質に出てきます．細胞内の遺伝子を発現する機構を利用して，ウイルスのRNAからウイルスのタンパク質を発現させるためです．ここが，ウイルスと生体の最初の接点になります．細胞にはRIG-Iと呼ばれるRNAセンサーが装備されています．もちろん，細胞の中には自分自身の遺伝子から発現する数多くのRNAがあるのですが，RIG-Iはこの中で自分とは由来の異なるRNAが存在しないかを探査しています．C型肝炎ウイルスの場合は，ゲノムRNAの5'側と3'側が特別な構造をしていて（宿主のRNAとは違う構造をしている），この構造を病原体に関連した特徴的なパターンとしてRIG-Iは認識するのです．ウイルスのRNAと結合したRIG-Iは活性化され，さらにいくつかのタンパク質の活性化を介して，最終的に肝細胞からインターフェロンを産生させます．肝細胞から産生されたインターフェロンは，さらに，他の細胞，特に血球系細胞に働いて，大量のインターフェロンの発現を誘導します．最初は，ウイルスに対する肝細胞からの少しの抵抗だったものが，血球系細胞を巻き込んで増幅するという感じですね．最初の認識で肝細胞が発現するイ

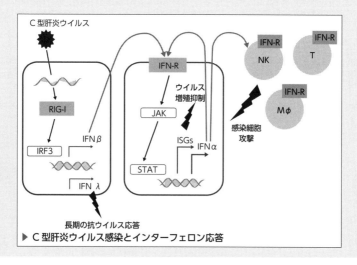

▶ **C型肝炎ウイルス感染とインターフェロン応答**

ンターフェロンは主にβとλだと考えられています．血球系が大量に発現するのがαです．このような自然免疫系の応答の後に，ようやく獲得免疫と言われるリンパ球が介在する免疫応答が起こります．インターフェロンλの遺伝子多型がウイルスの自然排除に関係するメカニズムはくわしくはわかりませんが，このような初期のインターフェロン応答がウイルス排除には重要な役割を担っていることを示唆しています．先回りして，少し付け加えておくと，C型肝炎ウイルスの排除には，このようなインターフェロン応答性を規定する遺伝子型だけでなく，NK細胞というリンパ球の応答性を規定する遺伝子型も関係することがわかっています．NK細胞も獲得免疫以前に活動するリンパ球ですが，やはり初期の免疫応答がウイルス排除の方向性を規定しているようです．

3.3.3 *ITPA*遺伝子多型

ペグインターフェロン・リバビリン治療に関連するもう1つの興味深いSNPを紹介します．これは，リバビリンの副作用である溶血性貧血を予測するものです．リバビリンによる溶血が強い患者さんと，そうでない患者さんをGWASで検討すると，*ITPA*という遺伝子座に1塩基の違いがあることがわかりました．ITPAというのは，イノシン3リン酸脱リン酸化酵素というもので，イノシン3リン酸（ITP）からリン酸基を取り除いて活性のない分子にする酵素です．ITPAのrs1127534の塩基は，C（シトシン）がメジャー，A（アデニン）がマイナーなのですが，CAあるいはAAの遺伝子型の患者さんは，CCの遺伝子型の患者さんに比べ，リバビリンによる貧血が軽度であることがわかりました．この場合は，メジャーアリル（頻度の多いほうの対立遺伝子という意味です）をもっているほうがリスクであるということになります．

なぜそのようになるのでしょうか．リバビリンによる溶血性貧血は，赤血球の膜の安定性がアデノシン3リン酸（ATP）の枯渇により損なわれることによって起こります．ATPは"細胞内のエネルギー通貨"と言われていて，細胞内で「仕事」に交換できる便利なものです．ATPは，赤血球の中ではグアノシン3リン酸（GTP）によって作られます．リバビリンはグアノシンの類似体なので，GTPの合成を阻害して，結局，赤血球内のATPを低下させてしまうのです．ITPはGTPの代わりにATPの合成に関わることができます．ITPAのrs1127534の塩基が，Cに比べるとAの場合にITPAの働きが悪く，赤血球中にITPが蓄積し，リバビリンによる溶血性貧血が起こりにくくなると考えられています．

　リバビリンは腎排泄性の薬剤で，高齢者や腎機能が低下した患者さんでは血中濃度が上昇し，副作用が出やすくなります．しかし，それ以外に，このような遺伝的背景によっても，赤血球の中のITPの量に多寡が生じ，副作用の発現に影響するのです．ペグインターフェロン・リバビリン治療の場合は，インターフェロンにも貧血を起こす作用がありますから，ITPAにリスクがなくても軽度の貧血が起こりますが，最近のDAAとリバビリンを併用するような治療法の場合は，リバビリンしか貧血を起こさないので，このSNPの効果がてきめんに効いてきます．

3.3.4　NK受容体とそのリガンドの遺伝子型

　コラム18でIL28BがC型肝炎の初期のウイルス排除に関連しているというお話をした際に，NK細胞の反応性も関係しているということに触れました．これは，実は，IL28Bの発見以前に，ヒトのHLAがC型肝炎のウイルスの自然排除に関係しているのではないかという仮説のもとに検討され，発見されていました．HLAというのは，以前も出てきましたが（☞**コラム10**），ヒトの組織適合性抗原と言われるもので，ほとんどの細胞が発現している極めて多様性のある分子です．千種類以上のパターンがあって，個人の中では同じパターンですが，ヒト同士の間ではお互いに異なっています．もともとは，組織を同種の動物に植える時に，生着するかしないかの観察から見つかってきました．HLAには，これ以外にNK細胞の反応性を規定する役割があります．HLAを出している細胞は正常な細胞で，NK細胞はこれを攻撃しません．一方，細胞が癌化するとHLAの発現が低下することがあり，そうなるとそれを認識してNK細胞はこれを攻撃して，腫瘍の発生を抑える役割をもっています．これがなぜ起こるかというと，実はNK細胞はHLAを認識するKIR（killer cell immunoglobulin-like receptor；キラー細胞免疫グロブリン様受容体）という受容体を発現していて，これがNK細胞に抑制性のシグナルを送っているのです．したがって，HLAの発現していない細胞に対しては，この抑制がとれて活性化し攻撃するわけです．ただし，HLAは極めて多様性があるので，KIRにもたくさんの種類があって，その組み合わせによりNK細胞に対する抑制の入り方に強い/弱いがあるようです．

　さて，話を戻します．昔，アイルランドで，イムノグロブリン（抗体を濃縮した血液製剤）の製造過程でC型肝炎ウイルスが混入し，大量のC型肝炎ウイルス

の感染を引き起こした事例がありました．1000人にものぼる患者さんにこのイムノグロブリンが投与され，700人が持続感染になり，300人が一過性感染で終わりました．この差に，HLAやNK細胞が関係しているのではないかということで，HLAのタイピング（型を決定すること）とKIRのタイピングが行われたのです．この集団の中で，持続感染に陥った患者さんと一過性感染で終息した患者さんについて比較すると，ウイルスが自然排除された群では，抑制型受容体であるKIR2DL3とそのリガンド（受容体に結合するタンパク質）であるHLA-CwC1の組み合わせをもっている人が多いことがわかりました．このメカニズムとしては，KIR2DL3とそのリガンドであるHLA-CwC1の組み合わせは親和性が相対的に低く，他の組み合わせに比べてNK細胞に入る抑制シグナルが減弱するためではないかと考えられています．いずれにしても，このような遺伝学的な事実はNK細胞がウイルスの排除に何らかの関与をしていることを示唆しています．

3.4　抗ウイルス治療は患者の予後を改善するか

　インターフェロン治療が徐々に最適化され，抗ウイルス効果が向上してきたことをお話ししました．しかし，C型肝炎は最初にお話ししたように，「感染症」ではありますが，最終的に患者さんの健康を損なうのは「肝疾患」のアウトカムです．アウトカムというのは，この場合は「感染の結果起こること」という意味で，具体的に言うと終末期の肝硬変であったり，肝細胞癌ということになります．20世紀後半に日本で急増した肝細胞癌の大多数がC型肝炎によるものであることをお話ししました．このことがわかってから，特に日本ではC型肝炎による肝癌の発症というのが深刻な問題としてとらえられました．

　しかし，海外ではこのとらえ方に少し温度差がありました．それは，肝癌の原因というのは地域によってかなり異なるからです．たとえば東アジアでは，一般にB型肝炎の罹患率が日本に比べて高く，B型の肝癌の頻度が高いという状況がありました．米国では，アルコールや肥満による脂肪肝による肝癌発生が非常に多いです．確かに，C型肝炎の感染率は米国と日本は同じくらいでしたが，それでも1990年代の米国はC型の発癌率が日本ほど高くなかったのです．これには，C型肝炎の感染が蔓延した時期が日本と米国では異なるという事情があります．

日本のC型肝炎の感染が拡大したのは第二次世界大戦前後の混乱期であると考えられています．一方，米国では1960年代のベトナム戦争の時期，そしてその後の反戦運動とヒッピー文化の時代であると言われています．このような時代に，特に若者の間で覚醒剤などの使用が広がり，その注射針を介して感染が広がったと考えられるのです．このような社会的な背景から，日本のC型肝炎の患者さんは，米国の患者さんより感染期間が20年ほど長く，疾患が進行しており，また高齢だったのです．しかし，米国のC型肝炎患者さんも，その後高齢化しており，20年ほど遅れてC型の肝癌が増えてきています．

　さて，C型肝炎の抗ウイルス治療の目標は，1つにはこの高率な発癌を抑制することです．インターフェロン治療の時代にウイルスを排除することが，その後の発癌の抑制につながるか，線維化の抑制につながるか，精力的に研究がなされました．

　発癌に関して，ウイルスが排除された患者さんは，排除されなかった患者さんに比べてその後の発癌率が低下していることが示されました．もちろん，ウイルスが排除される患者さんは，若年であったり，線維化が軽度であったり，発癌に関してはリスクが低い患者さんが相対的に多いのですが，このようなバックグラウンドの違いを考慮しても，ウイルス排除は肝癌発症を抑制していることが明らかになりました．また，肝臓の線維化もゆっくりですが，改善していくことも明らかになりました．

　インターフェロンは，持続感染に陥るとほとんど自然に消失することのないウイルスを消すことができます．ウイルスが消えれば，その後の発癌率が低下します．ウイルスを排除することがC型肝炎治療の根本であるということが明確に示されたのです．

　ただし，1つ重要なことがあります．ウイルスが消えても，発癌のリスクがゼロになるわけではないということです．患者さんはウイルスが消えるとC型肝炎が治ったと考えてかえって安心してしまうということがあります．しかし，その後に肝癌が出てくることがあるので，ウイルスが消えた後でも肝癌の監視をしっかりしていくことが大切です．

コラム 19　肝癌の話

　"がん"とはどんな病気がご存知ですか.「そんなことわかってる」という声がそこかしこから出そうです.　細胞が無秩序に増殖して,個体を死に至らしめるようなものを悪性腫瘍と呼んでいますが,上皮系の細胞から出てくるものを「癌」,そうでないものを「肉腫」と呼んでいます.　両者を合わせて,一般に"がん"と呼ばれていることも多いです.　肝臓にも癌と肉腫がありますが,肉腫は極めて稀です.　肝臓には肝細胞と胆管細胞という2つの上皮系細胞がありますが,肝細胞のほうが圧倒的に大多数です.　肝細胞由来のものが肝細胞癌,胆管細胞由来のものが胆管細胞癌であり,両者を合わせたものが肝癌です.　頻度は肝細胞癌のほうが10倍ほど多いです.

　癌が怖いのは,細胞が無秩序に増殖して臓器の正常の機能を損ない,さらにもとの場所から血液にのって全身に回り,他の臓器の機能も損なうからです.　これが「転移」です.　さらに,大きくなった癌は,全身の栄養を取り込み,また消耗性の種々の因子を放出して,体の栄養状態を損ないます.　これを「悪液質」と呼んでいます.

　肝細胞癌は,肝臓という臓器の炎症や線維化を基盤に発生していきます.　癌といえばどこか臓器の1カ所から腫瘍ができるというイメージがあるかもしれませんが,肝癌の場合は,肝臓全体が「慢性炎症」のために癌ができやすい状態になっていて,同時に複数の癌ができてくることがあります.　また,1つの肝癌を治療しても,少し時期が遅れて他の肝臓の部位に癌が出てくることもあります.　前者を多中心性発癌,後者を異時性発癌と呼んでいます.　もちろん,癌は転移する性質がありますから,2回目にできた癌が実は1回目の癌の転移であるということもあります.　これを,肝内転移と言います.　肝癌は,他の癌に比べると,元の臓器を出て臓器外に転移をしていく傾向はそれほど強くないのですが,それでも,リンパ節転移,骨転移,肺転移,それから大きな血管（門脈や静脈）に沿って浸潤して広がっていきます.

　肝癌の診断は,CTやMRIなどの画像検査で行います.　最初に見つかるきっかけは,簡単に検査できる超音波検査であることが多いですが,癌であるのか,癌でない良性の病変なのかを鑑別するためには,造影剤（画像診断の際に画像の陰影をはっきりさせるために患者さんに投与される医薬品）を用いたCTやMRIが有用です.　肝癌は,血流が多い腫瘍です.　また,その血流が門脈ではなく肝動脈から供給されるという特徴があります（正常の肝臓は逆で,主に門脈から血液の供給を受けています）.　これを利用して,造影剤を使った時の染まり方により肝癌の質的診断をするのです.　どうしても,良/悪性の鑑別ができない時は,腫瘍生

検といって，腫瘍の一部を細い針で採取し，顕微鏡を用いて病理学的に診断することもあります．皆さんは血液検査の腫瘍マーカーというのはよくご存じだと思います．肝癌にも，α フェトプロテイン（AFP）やデス－γ－カルボキシプロトロンビン（des-gamma carboxy-prothrombin：DCP）と呼ばれる優れたマーカーがあるのですが，残念ながら肝癌を早期に見つけるためにはあまり役に立ちません．

コラム 20　肝癌の治療

　少し，肝癌の治療をまとめておきます．肝癌の治療は，癌としての広がり（大きさや数，転移の有無）と肝臓の予備能によって決定されます．臓器の機能が大事というのは，他の癌（たとえば消化管の癌や婦人科の癌）にはない特徴です．初期の肝癌でも，肝臓の機能が悪いと，治療選択肢は狭くなりますし，肝予備能が良くても広がりが大きいと根治は望めません．逆に，肝臓の予備能が十分あって，早く見つかれば，色々な治療法がありますから，そんなに心配することはないのです．肝臓の予備能があれば，初期の肝癌にはラジオ波焼灼治療（radiofrequency ablation：RFA）あるいは肝切除を行います．ラジオ波治療は，超音波などを用いて体表から肝癌を穿刺し，内科的に肝癌を焼灼除去する治療です．肝切除は，もちろん肝臓の癌の部分を外科的に切除することです．少し進んだ肝癌に対しては，肝動脈化学塞栓療法（transcatheter arterial chemoembolization：TACE）を行います．これは，足の付け根の太い血管（動脈と静脈がありますがここでは動脈のほうです）からカテーテルを入れ，肝動脈に入れます．肝癌は肝動脈で栄養されている（肝動脈によって酸素や栄養素が運ばれている）ので，ここから抗癌剤を注入し，さらにその血管を閉塞させると，肝癌は抗癌剤で増殖が抑制され，また栄養が絶たれて，小さくなっていくのです．肝癌にできるだけ近いところまでカテーテルをあげて治療することにより，周囲の癌でない肝臓には障害を与えずに肝癌だけを治療することができます．ラジオ波や肝切除よりは劣りますが，良好な治療効果が得られます．

　ラジオ波が無理，さらに動脈塞栓術も無理なほどに癌が広がってくると，分子標的治療薬を使います．これは肝癌細胞が増殖するために使っているシグナル伝達経路や，肝癌が分泌する増殖因子が血管を増殖させるのを阻害する薬剤です．昔から使われている抗癌剤は，殺細胞性抗がん薬と呼ばれることがあります．癌細胞が増殖する時に DNA の複製が起こるので，これを抑制する薬剤です．ただし，細胞が増殖するということは私たちの体にとっても大切なことなので，副作用も起こります．骨髄でも消化管でも，毎日細胞が増殖していま

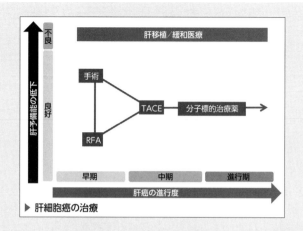

▶ 肝細胞癌の治療

すが，骨髄抑制が起こると貧血や血小板・白血球の減少が起こります．脱毛は，毛根にある毛母細胞（毛を作る元になる細胞）がダメージを受けると起こります．毛母細胞は全身の細胞の中でも分裂速度が速いため，抗癌剤の影響を受けやすいのです．一方，分子標的治療薬は，癌細胞の増殖のシグナルを調整するところに作用点があります．皮膚炎，高血圧，タンパク尿など殺細胞的な抗癌剤とは異なる副作用の特徴をもつ薬です．

　肝臓の予備能が低下している時は，これらの治療はどれも難しくなります．肝癌の治療は，多かれ少なかれ，肝臓の予備能を低下させます．したがって，肝予備能が低い状態で，肝癌の治療を行うと，むしろ肝不全を助長し，患者さんの予後を短くしてしまうことがあるのです．このような場合は，肝移植が唯一の治療法です．これには，ドナーがいることと，患者さん自身に耐術能があることが前提になります．

　肝癌は，残念ながら再発の多い癌です．これは，肝炎という基礎疾患を有した臓器に発生するからです．それから，肝癌の治療の特殊なところは，胃と違って肝臓は取り外しができないということです．3分の1の肝機能を保存しなければなりません．むやみやたらに切除することができないのです．肝癌の診療の基本は，早めに見つけて，できるだけ肝臓の予備能を温存した方法で治療することに尽きます．再発は高率に起こりますが，治療を繰り返せば長期にわたって元気に暮らしていくことができます．肝癌は，早く見つければ根治もできますし，また仲良くつきあっていけるのです．

第 4 章

DAA の時代
直接作用する抗ウイルス薬

C型肝炎ウイルスの発見は「ゲノムの発見」であり，創薬には直接つながらなかったというお話をしました．インターフェロンはC型肝炎ウイルス発見以前から知られていた抗ウイルス作用のあるサイトカインです．これを投与することにより，確かに一部の患者さんで肝炎が沈静化し，ウイルスが消失することがあることが知られるようになりました．すなわち，ウイルスの発見は，インターフェロン治療により，実際に患者さんで抗ウイルス効果が発揮されていることを証明はしましたが，抗ウイルス薬の開発に直接つながったのではありません．インターフェロンの治療効果を増強するリバビリンも，C型肝炎ウイルス発見以前に合成された核酸型の化合物でした．C型肝炎ウイルスに直接効く薬を開発するには，ウイルスを自在に増殖させるという技術が必要なのです．

4.1　ウイルス増殖培養系の登場

薬を開発する（これを創薬と言います）ためには，その薬効を評価する簡便なシステムが必要です．薬効を評価するシステムがあれば，たとえば10万個の化合物の中からどの化合物が薬として使えそうか"あたり"をつけることができます．もちろん，その化合物（これをヒット化合物と言います）がそのまま薬になることは少なくて，より良い薬効を示すように，化合物の構造を少しずつ変更し，またその薬効を評価し最適化していく作業が必要になります．抗ウイルス薬の薬効というのはウイルスの増殖を抑制することですから，簡便にウイルスが増殖する培養細胞系が必要なのです．ウイルスの塩基配列を決定したというC型肝炎ウイルスの発見は画期的でしたが，それだけでは，ウイルスを自在に増殖させることはできなかったのです．

4.1.1 レプリコンの登場

　C型肝炎ウイルスは，ヒト以外にはチンパンジーにしか感染しません．チンパンジーは霊長類で，私たち人間にかなり近い動物ですから，そもそもチンパンジーを用いて実験をすることは倫理的に極めて厳しく制限されています．最近は，免疫不全マウスの肝臓をヒト化するという技術があり，マウスの肝臓をヒトの肝細胞で置き換えることができるようになっています（ヒト肝細胞キメラマウス）．この特殊なマウスは，マウス自身の肝細胞が傷害されて死んでいくように遺伝子操作されており，そのままでは肝不全でマウスは死んでしまいます．ところが，ここにあらかじめヒトの肝細胞を投与しておくと，マウスの肝臓にヒトの肝細胞が生着し，マウスは生存するのです．このマウスにC型肝炎患者さんの血清を投与すると，感染が成立します．しかし，このような小動物モデルであっても，多くの化合物の候補の中から薬効のあるものを探し出すというには不向きです．どうしてもC型肝炎ウイルスを培養細胞に感染させたい．でも，これが極めて難しかったのです．

　実験では，肝細胞に似た細胞というものが色々あります．代表的なものが，ヒトの肝癌から樹立した肝癌細胞株です（安定した細胞という意味で"株"という言葉がよくつけられます）．これは，実験室で安定して増殖させることができて，ヒトの"肝細胞"の簡便なモデルとして用いられます．しかし，このような細胞にはC型肝炎ウイルスはまったく感染しませんでした．簡単には手に入らないのですが，ヒトの正常な肝細胞というのもあります．交通事故などで亡くなった方から取り出した肝細胞などが，きちんとした手続きに従って，海外では販売されていたりするのです．このような肝細胞は，確かにC型肝炎ウイルスが感染します．しかし，そもそも細胞の量は限られていますし，細胞も売られているチューブごとに微妙に性質が違います．また，感染するといっても一過性であるとか，色々と実験に使うには難しいところがあります．少なくとも，多くの化合物から薬を探し出すということには使えないのです．

　先ほど，ヒトの肝癌細胞にはC型肝炎ウイルスは感染しないというお話をしました．そもそも，C型肝炎は，なぜヒトやチンパンジーの肝細胞にしか感染しないのでしょう．この理由の1つは，ウイルスに対する受容体の発現にあります．ウイルスは，一般には細胞の膜に存在する受容体を介して細胞内に侵入します．C型肝炎の場合は，CD81やクローディンなどの複数の分子がこの受容体を構成

していることがわかっています．ヒトの肝細胞は，これらの分子がうまい具合に発現しているのですが，肝癌細胞ではこれらの受容体が十分に発現していないのです．それならば，そのような受容体を発現させてやればよいではないかという考え方もあります．複数の分子を遺伝子として発現させてやって，受容体を再構成しようとする考え方なのですが，C型肝炎ウイルスの場合，これが今のところうまくいっていません．

　ウイルスが細胞に侵入するところに問題があるのであれば，そこをスキップしてウイルスのゲノムを無理やり入れてやればよいのではないかという考え方もあります．そもそも，C型肝炎ウイルスはプラス鎖のRNAウイルスですから，このRNAが細胞内に存在すれば，そこからタンパク質の発現やウイルス粒子の生成はなされるはずなのです．これも，多くの試行錯誤が行われました．まず，肝癌細胞にC型肝炎ウイルスのフルゲノムのcDNAの発現ベクターが導入されました．これをトランスフェクションと言います．これはまったくうまくいきませんでした．次に，ウイルスのフルゲノムのRNAがトランスフェクションされました．これはうまくいきそうなのですが，どこの実験室も成功しませんでした．たぶん，C型肝炎ウイルスのRNAが培養細胞で効率よく増えるには，患者さんからとられてきたウイルスのRNAでは駄目で，培養細胞で増えるように塩基配列を微妙に調整してやらないといけないのです．でも，どう調整すればよいのか，これがまったくわかりませんでした．

　ここに画期的なアイデアが出てきます．「ウイルスの全長の遺伝子を導入しても増殖しないのならば，一部を入れてやれば増殖するのではないか」という発想です．普通に考えれば，「ウイルスの全長を入れれば増えるかもしれないけど，一部じゃ無理でしょう」と思いますよね．しかし，C型肝炎ウイルスの遺伝子構造を，もう一度見てみてください．頭4分の1が構造領域，お尻4分の3が非構造領域になっていましたね（☞ **1.3.2**）．頭4分の1はウイルスの粒子になるタンパク質で，これはウイルスの芯や外皮を作り，ウイルスの形を作る部分です．非構造領域は，ウイルスの遺伝子が複製するために必要な部分です．したがって，この非構造領域だけで，遺伝子の複製を再現できるのではないかと考えられるのです．ウイルスの構造領域を抜きますから，この部分に薬剤耐性遺伝子を入れておくこともできます．そうすると，もしこの細胞でその遺伝子が発現すれば，細胞を殺すような薬剤をかけておいても，その遺伝子が複製する細胞だけ生き残るの

です．トランスフェクションしたRNAが，うまく動き出すのがたとえわずかの細胞であったとしても，薬剤の存在下ではその細胞のみが生き残り，また子孫細胞を作り出すという具合になるのです．目的とされる細胞を濃縮するのに優れた方法です．

　そして，それは成功しました．これをサブゲノミックレプリコンと呼んでいます．この細胞は，C型肝炎ウイルスの遺伝子に非構造領域を活発に複製しますが，ウイルスの構造タンパクはできないので，ウイルス粒子が産生されることはありません．その細胞の中で，非構造領域のRNAだけが複製し，増殖するのです．第1章で紹介した「ウイルス以下のウイルス」であるD型肝炎ウイルスに少し似ているかもしれません．中途半端な細胞だと思われるかもしれませんが，C型肝炎ウイルスが複製する（これはゲノムが複製するという意味で使っています）という意味では，必要なことのすべてはこの細胞の中で起こっていて，ゲノムの複製のメカニズムを調べたり，もっと大事なこととして，どんな薬がこのゲノムの複製を阻害するのかということを研究するには，十分であるということになります．このサブゲノミックレプリコン作製の成功は1999年に報告されましたが，ウイルスの発見から実に10年の歳月が経っていました．

　このシステムは，その後さらにいくつかの工夫と改良が行われていきました．1つは，少しRNAのサイズを大きくして，ルシフェラーゼという蛍光を発するタンパク質をコードするRNAをこのRNAの上流に搭載することです．ルシフェラーゼは，発光バクテリアやホタルなどの生物発光において，発光物質が光を放つ化学反応を触媒する酵素です．この「光る」という性質は，色々な研究分野で，「もの」の存在や「もの」の動きを測定するのに大変役立っています．2008年に下村　脩博士がノーベル化学賞を受賞していますが，これは1950年代に下村博士が大量のウミホタルから精製した光る物質ルシフェリンが，その後の科学の発展に多大な貢献をしたことが評価されたためです．もう1つの改良は，サブゲノミックがフルゲノミックにされたということです．サブゲノミックレプリコンを作ることにより，どのような塩基配列の調整をすれば細胞の中でRNAが増えるようになるのかがわかるようになり，これを構造領域にまで広げることにより，ついにフルゲノムのRNAを肝癌細胞内で増やすことができるようになりました．また，C型肝炎ウイルスは，第3章の自然免疫のところで紹介したように，細胞内でRNAが感知され，インターフェロン応答を起こします（☞**コラム18**）．ウイ

ルスが感染すると干渉作用が起こり，その本体がインターフェロンであるという話をしました．C型肝炎ウイルスでも弱いながらこのような反応が起こり，C型肝炎ウイルスが細胞内で増えにくい原因になっているのです．このセンサー分子をつぶしてやると，インターフェロン応答は起こらなくなります．肝癌細胞がそのように改変され使われるようになりました．このようにレプリコンというのは，細胞をチューニングし，またウイルスのRNAをファインチューニングすることにより，その性能が高められていったのです．

4.1.2　感染培養系の登場

　C型肝炎ウイルスの細胞培養系の極めつけが，2005年に報告されたJFH-1です．フルゲノミックレプリコンはウイルスの構造タンパクも発現し，ウイルス粒子を産生するのですが，このウイルスが細胞に感染するということはありませんでした．ここでの"感染"は，「ウイルスの侵入」という意味で使っています．ウイルスの侵入→ウイルス遺伝子の複製→ウイルス遺伝子とウイルスタンパクによる粒子形成→ウイルス粒子の放出，という具合に進みます．フルゲノミックレプリコンでは2番目以降は起こるけれども，1番目が起こらないので，ウイルスが感染して増えるという私たちがイメージするウイルスの感染自体を模倣することはできないのです．JFH-1というのは，日本の劇症肝炎の患者さんの血清から得たC型肝炎ウイルスです．このウイルスは，遺伝子型は2型でしたが，患者さんの血液の中のウイルス量が極めて多かったので，増殖力が強いことが想像されました．これに，いくつかの塩基配列の調整を行い，チューニングされた肝癌細胞株にRNAをトランスフェクションしました．そうするとウイルス粒子が回収され，このウイルス粒子は，不思議なことに今まで誰も達成したことのない，肝癌細胞でのすべての過程の再現に成功したのです．これはC型肝炎ウイルスの細胞培養系として初めて確立したものであると言えます．創薬スクリーニングにはレプリコンが有用ですが，最終的にその薬がC型肝炎の感染を阻止するかどうかは，このようなシステムで確認がとられます．また，ウイルスの侵入も創薬のよいターゲットですが，このような研究にはこのシステムしか使うことができません．

　ここで，感染培養系で再現できるウイルスのライフサイクルを図示しておきます（**図4-1**）．このようなことが，実際の患者さんの肝細胞の中でも起こっているのです．

　さて，少し時代を前へ進め過ぎたかもしれません．1999年，初めてウイルスを増殖させる技術を手にした，それはウイルス発見から10年の歳月を要した，という話でした．この新しい技術を用いて，DAAと呼ばれるC型肝炎ウイルスの増殖を直接阻害する薬剤群が開発されることになります．DAAは現在，NS3/4Aプロテアーゼ阻害薬，NS5A複製複合体阻害薬，NS5Bポリメラーゼ阻害薬の3つのクラスに分かれています（**図4-2**）．臨床にはこの順番に登場してきました．少し時代を戻して，2000年代初期の状況からお話ししていきます．

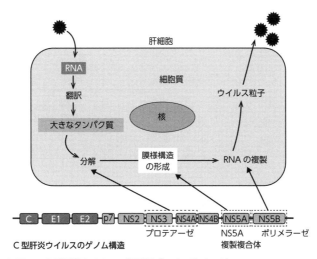

▶図4-1 C型肝炎ウイルスの生活環（ライフサイクル）

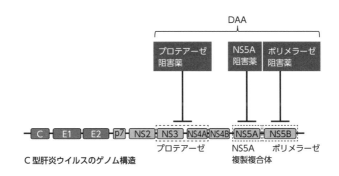

▶図4-2 C型肝炎ウイルスの増殖過程に直接作用する薬剤

4.2 DAA

4.2.1 プロテアーゼ阻害薬の登場

　レプリコンが開発されたのと同じ頃に，ウイルスの増殖に必要なタンパク質である NS3/4A プロテアーゼの構造解析がなされました．プロテアーゼとは，タンパク質を分解する酵素のことです．タンパク質はアミノ酸のつながったものですから，アミノ酸とアミノ酸の結合を外して分断したり，アミノ酸を端から削っていくような働きをします．なかには，広い範囲のタンパク質を分解するものもありますが，ある特定のタンパク質の特定の場所をきっちり認識して切断するものもあります．C型肝炎ウイルスのプロテアーゼは，切断するタンパク質とその場所が決まっている基質特異性の高い酵素です．基質というのは，酵素によって切られるタンパク質のことです．

　結晶構造が明らかになったC型肝炎ウイルスのプロテアーゼは球状のタンパク質で，表面に窪みをもっています．この窪みに基質のペプチド（タンパク質よりも短いアミノ酸のつながりをペプチドと言います）がはまり込んで，決まった場所でタンパク質を切断します．この切断されるタンパク質というのがC型肝炎ウイルスの非構造タンパクそのもので，もう少し正確に言うと NS3/4A よりもC端側（お尻のほう）のタンパク質を切断し，NS5A や NS5B ポリメラーゼを切り出していきます．これらのタンパク質は，ウイルスが増えるのに必要ですから，この切り出しが行えないと途端にウイルスは増えることができなくなるのです．

　そこで，基質になるペプチドを材料にして，これと似た構造をもつ化合物を化学的に作る作業が始まりました．このような化合物は，ペプチドでないので口から飲めますし，それがこの酵素の窪みにくっついて，本来の基質が切断されることを妨害すると期待されるわけです．作った化合物の酵素阻害作用を試験管内で調べ，またレプリコンを用いて，本当にC型肝炎ウイルスの増殖抑制作用があるかどうかをチェックしながら，構造の改変が行われました．同時に，その化合物を口から飲んだ場合に，体内でうまく吸収されるか，あるいは副作用を起こさないかということが，動物を用いて調べられました．なかには，よい化合物なのだけれど心臓に副作用が起こる懸念があり，臨床開発が断念されたものもあります．このような過程を通して，ヒトに投与できる薬剤が生まれていきます．少し先回

りしておくと,このような前臨床試験の後に臨床開発試験が行われます. これは,一般に第一相, 第二相, 第三相の3つの段階で構成されます. まず, ヒトでの安全性を検討するための試験が行われます. これを第一相試験と言います. 対象は一般に健康成人で, 自発的に試験に参加する人たちです. 次に, 薬の投与量と効果を探索する第二相試験が行われます. これは患者さんが対象です. 薬の効果と安全性を証明するのが第三相試験で, これは参加する患者さんの数が第二相より格段に多くなります.

　さて, 基礎的な検討, 前臨床試験を終えて出てきたプロテアーゼ阻害薬のプロトタイプがテラプレビルという薬です. 初期に行われた臨床試験は, C型肝炎の患者さんに14日間, この薬を飲んでもらうというものでした. 効果は劇的でした. しかし, 同時に失望させるものでした. C型肝炎の患者さんのウイルスは, 薬を服用すると数日でウイルス量が1万分の1程度になったのです. ペグインターフェロン・リバビリン治療の時は, 最初の12週間でウイルス量が100分の1になるかどうかが, 効果があるかどうかを判断する目安だと言いました. プロテアーゼ阻害薬というのは, 桁違いの抗ウイルス効果を発揮したのです. しかし, その後徐々にウイルス量が増えてきて, 結局, 14日間でウイルスが排除される患者さんはいませんでした. このような試験はパイロット試験と言われ, そもそも患者さんのウイルスを消失させることを目的に実施されていません. あくまでも, 薬の安全性をみることが主眼であり, 効果があるかどうかは副次的なものになります. 薬は安全に投与することができました. その意味では成功だったのです. 1万分の1という強い抗ウイルス効果があることが証明されました. これは, 予想を超える成功だったと思います. しかし, 患者さんの体の中には, 耐性ウイルスが増えてきたのです.

　抗生物質(抗菌薬)を乱用すると耐性菌が出てくるという話がありますね. たとえば, 細菌の細胞壁を攻撃して細菌を死滅させるような抗生物質(ペニシリンです)の場合は, これを投与すると細菌は死滅していきます. しかし, このペニシリンがくっつきにくい細胞壁をもった細菌は生き残り増えていきます. このような変異をもった細菌が, 細菌が増殖する過程で出てくることもあります. いずれにしても, これを耐性菌と呼んでいて, 大きな問題になっているのです.

　ウイルスの場合も同じようなことが起こります. C型肝炎ウイルスの場合は, プロテアーゼ阻害薬はプロテアーゼの窪みにはまり込んで, ウイルスタンパクが

切断されないようにしています．プロテアーゼのアミノ酸配列が少し変化すると，この窪みの形が変わり，プロテアーゼ阻害薬がうまくこの窪みにくっつかなくなることがあります．このように変化したウイルスを耐性ウイルスと言います．もちろん，ウイルスが増殖することができないほどプロテアーゼの構造を根本的に変更することはウイルス側もできないのですが，ウイルスの増殖がある程度担保されていて，プロテアーゼ阻害薬がはまり込まなければ，ウイルスにとっては生き延びる格好の手段になるわけです．プロテアーゼ阻害薬を14日間投与された患者さんでこのような変異ウイルスが出現したのです．実は，このような耐性ウイルスの問題はインターフェロンやリバビリン治療の時は考える必要がありませんでした．もちろん，ウイルスの遺伝子型によって，薬が効きやすい/効きにくいという問題はありましたが，これらの薬はウイルスのどこかの部位を標的にしたものではなかったので，ウイルス側も変異のしようがなかったのです．耐性ウイルスという問題はDAAが登場することにより，初めて私たちが直面することになった問題なのです．

4.2.2　3剤治療

さて，このような問題にどのように対処したらよいのでしょうか．初期の臨床試験が明らかにしたことは，「プロテアーゼ阻害薬はよく効く，けれども耐性ウイルスが出現するので単独では臨床的に無効である」ということです．そこで，ペグインターフェロンとリバビリンという既存の抗ウイルス薬を，これに併用する治療が検討されるようになりました．単独では耐性ウイルスが出て来てしまうけれど，そこに既存の抗ウイルス薬を追加して，耐性ウイルスの増殖を抑え込んでしまおうという考え方です．そして，これは成功しました．

ペグインターフェロン・リバビリン治療の到達点は，1型ウイルスに対しては48週あるいは72週の治療期間で50%，2型の場合は24週で80%のウイルス排除率でした．臨床試験は，1型のウイルスに対して，ペグインターフェロン・リバビリンを24週間投与し，その最初の12週間にプロテアーゼ阻害薬を同時投与するというデザインで行われました．結果は，約80%のウイルス排除率でした．プロテアーゼ阻害薬という初めてのC型肝炎に対する選択的な抗ウイルス薬を用いて，難治型と言われていた1型のウイルスの排除率が2型と同じ治療期間で一緒になったのです．もう難治とは言えない，そんな状況になりました．初めての

DAAであるテラプレビルが，3剤治療として1型症例に使用できることになったのが2011年のことで，この年がDAA治療の開闢（かいびゃく）の年になったのです．

　しかし，いくつか問題がありました．もちろん色々と副作用のあるペグインターフェロン・リバビリンを使わなければならないという問題もありますが，これはまずは置いておきましょう．初期に開発されたプロテアーゼ阻害薬には結構問題があったのです．1つは，貧血という副作用が起こるということです．リバビリンにも貧血の副作用がありますから，3剤治療でそれにも増して貧血が出るとなれば，患者さんにはつらい治療になります．もう1つは，初期のプロテアーゼ阻害薬がもっていた皮膚に対する副作用で，強い皮膚炎が起こることがありました．そして，これはプロテアーゼ阻害薬が一般に抱える問題としてその後も続くのですが，肝障害が起こることもありました．

　テラプレビルは化学的には鎖状構造をもつ化合物でしたが，これとは異なる大環状構造をもつ化合物がプロテアーゼ阻害薬として開発されていました．最初に合成されたこの形態の化合物は，心毒性（心臓に悪い影響を及ぼすこと）のため前臨床段階で脱落したのですが，これをもとに構造改変が行われ，臨床で使える薬剤が出てきました．これは，第二世代とも言うべきプロテアーゼ阻害薬で，貧血や皮膚に対する副反応が少なく，ずいぶん使いやすい薬になりました．代表的なものがシメプレビルです．これもペグインターフェロンとリバビリンを併用して使用します．日本では2013年から使われました．しかし，肝障害の懸念というのは引き続き残りました．インターフェロンでも，時に肝障害を起こすことがあります．インターフェロン治療そのものは代償性肝硬変までは使用されていましたが，プロテアーゼ阻害薬を併用した3剤治療は，肝臓に対する副作用に対する懸念から，肝硬変の患者さんには投与されませんでした．このシメプレビルを用いた3剤治療は，インターフェロン治療の完成形とでも言うべきもので，逆に言うとこれが実質上最後のインターフェロン治療ということになりました．

4.2.3　NS5A阻害薬

　レプリコンを用いた基礎研究は，新たなクラスの抗ウイルス薬も探し出してきました．次に出てきたのは，NS5A阻害薬です．これは，プロテアーゼ阻害薬や，後で説明するポリメラーゼ阻害薬とは，まったく異なる戦略で発見された薬剤です．世の中には何らかの薬になるかもしれない化合物が無数にあります．その中

から，C型肝炎ウイルスの増殖を抑制するものを取ってこようというプロジェクトが，レプリコンの開発を契機に始まりました．もちろん，そこで見つかった化合物がそのままの形で薬になることはないかもしれませんが，それをシーズに構造改変して，最適化していけばいいのです．100万種類以上の化合物をレプリコンにふりかけて，どの化合物が抗ウイルス薬としてヒットするか，まさに網羅的に探索されたのです．ヒット化合物は，初めは弱い活性しか示しませんでしたが，これをもとに化合物の改変が行われ，後にダクラタスビルと呼ばれる1つの化合物が注目されます．これは，プロテアーゼ阻害薬などに比べると，1000倍近い強い抗ウイルス活性を示したのです．1000倍以上強い抗ウイルス活性というのは，分子の濃度として1000分の1で同じ効果を発揮するという意味です．ウイルスの増殖を強力に抑えるこの薬は，どのようにして効果を発揮しているのでしょうか．プロテアーゼ阻害薬のように，相手を想定して作った化合物ではないので，どうして効くのか最初は皆目わからなかったのです．

　化合物を用いてレプリコンの増殖を中途半端に抑制しておくと，薬が効きにくくなることがあります．ダクラタスビルを用いた実験で，このようにして生き残ったレプリコンの塩基配列の解析を行うと，NS5A領域に変異が入っていることがわかりました．さらに，NS5A領域にこれと同じ変異を入れた変異レプリコンを作製してやると，この薬が効きにくいことがわかりました．このようなことから，この薬剤がNS5Aを標的にしているということが明らかになったのです．NS5Aというのは酵素活性のないタンパク質であり，当時は実のところ何をしているのかまったくわかっていませんでした．NS5A阻害薬が出てきて，逆にこのタンパク質がウイルスのライフサイクルの中で必須の役割をもっているということが明らかになったのです（**図4-3**）．

　C型肝炎ウイルスが属するフラビウイルスの仲間は，一本鎖のプラス鎖RNAをゲノムにもっています．この仲間のウイルスは，感染した細胞の中で核の周囲に膜様の構造を作ることが特徴です．C型肝炎ウイルスも，たとえばレプリコンを電子顕微鏡で観察すると，核の周囲に多数の膜構造を見ることができます．ウイルスの複製はこの膜の中で行われています．C型肝炎ウイルスの遺伝子は9600塩基でしたが，このうちの9000塩基分すなわち約3000のアミノ酸が1本のタンパク質として読まれます．このタンパク質はリボソームの近傍の小胞体と呼ばれる膜に整然と並びます．ここで，まずは宿主のプロテアーゼにより，構造タンパ

ク領域から順番に切り出されていきます．非構造領域のプロテアーゼもこのようにして作られるのですが，NS3/4A プロテアーゼ以降のタンパク質は，このウイルスのプロテアーゼが切断していきます．だから，プロテアーゼ活性がないとウイルスが増殖できないのです．プロテアーゼ活性がないと，NS5A タンパクもNS5B ポリメラーゼもうまく切り出せません．

　さて，問題の NS5A なのですが，これは一部が構造決定されていてドメイン Iと呼ばれています．NS5A は，2つの分子がちょうどドメイン I のところで対称形に向かい合ってカニの爪のような構造をとり，二量体を形成することがわかっています．NS5A には，N 端側に小胞体膜にくっつくアミノ酸領域があり，その次がリンカー，その次がドメイン I のアミノ酸領域になっています．リンカーは，膜にくっついた部分とドメイン I を結びつける領域です（**図4-3**）．興味深いことに，レプリコンで NS5A 阻害薬に対して抵抗性を示す変異は，このリンカー部分か，あるいはドメイン I の中で立体構造上このリンカーの近傍に位置する場所にみられます．後でご紹介する耐性に関わるアミノ酸の31番目は前者，アミノ

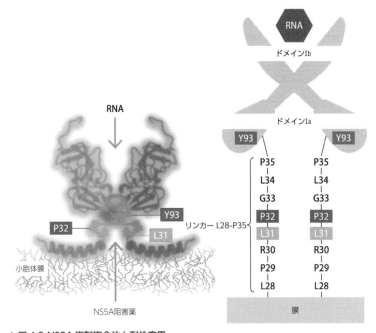

▶図 4-3 NS5A 複製複合体と耐性変異

酸の93番目は後者になります．NS5A阻害薬というのは，対称形の構造式をとっていることが多いのですが，これはNS5Aが二量体を形成していて，対称形に並んだ2つのドメインⅠが膜との間に作る隙間に結合し効果を発揮しているためだと考えられます．この隙間を構成するアミノ酸に置換が起こると，化合物が結合しにくくなり，効かなくなるのです．では，なぜここに化合物がくっつくとウイルスの増殖が阻害されるのでしょうか．これは十分にはわかっていませんが，カニの爪の部分がウイルスのRNAが複製する際の通り道になっていて，阻害薬がくっつくと，この二量体の構造が変化してRNAが通りにくくなるのではないかと考えられています．

4.2.4　ポリメラーゼ阻害薬

　次に，ポリメラーゼ阻害薬が開発されました．ポリメラーゼというのは，ウイルスのゲノムを複製する酵素そのものですから，これを特異的に阻害できれば良い薬ができるはずです．ポリメラーゼ阻害薬に関しては，プロテアーゼ阻害薬と同じように，ポリメラーゼの酵素活性部位に結合するタイプの阻害薬も作られました．しかし，臨床的にむしろ成功したのは，核酸型のポリメラーゼ阻害薬と呼ばれるものです．一本鎖のRNAが鋳型になって，それと相補的な配列をもつRNAを新たに作る場合，ポリメラーゼはその材料としてリボヌクレオチドを必要とします．ポリメラーゼは，材料になるリボヌクレオチドを，合成されるRNAの3′末端に順番にくっつけていくのです．ポリメラーゼは鋳型のRNAの塩基に相補的なリボヌクレオチドを選んでこの作業を行っているのですが，ここにこのリボヌクレオチドとそっくりで，でも本物ではないものを入れておいたらどうなるでしょうか．ポリメラーゼはこれを誤って材料と思い込んで，これをRNA鎖にくっつけようとします．でも，これは偽物ですから，ここでRNAの合成が止まってしまいます．この偽物の化合物を核酸アナログと呼んでいます．最終的に，ポリメラーゼのこの反応を止めてしまうものはヌクレオチド型，すなわち3つのリン酸からなる構造をもっています．しかし，これは最終的に細胞の中でこのような形になっていればよいので，一般に核酸アナログは，偽物の塩基の部分と糖と修飾された側鎖から成り立っています．ウリジン〔ウラシル（U）とリボースがくっついたリボヌクレオシド〕型の核酸アナログや，グアノシン〔グアニン（G）とリボースがくっついたリボヌクレオシド〕型の核酸アナログ，そ

してそれらの側鎖が色々と工夫された化合物が作られました．人間の体の中にも複数のRNAポリメラーゼがありますから，ポリメラーゼをだますといっても，私たち自身のポリメラーゼをだますと副作用が出てきます．C型肝炎ウイルスのポリメラーゼだけをだまさなければなりません．これは結構緻密な作業で，多くの化合物が特異性や副作用，薬物動態の問題で撤退していきました．そして，成功した唯一の核酸型ポリメラーゼ阻害薬が，ウリジン型のソホスブビルです．これは米国で2013年，日本と欧州では2014年に承認されました．この薬には，今までのDAAと異なるいくつかの特徴があります．まず，チェーン・ターミネーターと呼ばれるのですが，作用機序が必ずしもタンパク質の構造に依存していません．そのために，この薬は極めて耐性が生じにくいという特徴があります．耐性ができないわけではないのですが，臨床的に問題になることが少ないのです．ポリメラーゼのアミノ酸が置換すると（282番目のアミノ酸がセリン（S）からスレオニン（T）に変わる場合がこれにあたります），この薬がポリメラーゼの中に入っていかなくなって効かなくなることがあるのですが，たぶんこのような変異が入ると，本物のウリジンヌクレオチドも入りにくくなって，極端に増殖力が落ちてしまうのです．ウイルスの側からは，「薬に攻撃されなくなる」のはよいのですが，「自分も増えることができなくなる」ということです．また，この薬は，排泄経路が腎臓であるという特徴があります．プロテアーゼ阻害薬やNS5A阻害薬は肝臓で代謝され，胆道に排泄されます．それに対して，核酸型のポリメラーゼ阻害薬であるソホスブビルは，側鎖が肝細胞の中の酵素で代謝されて3リン酸型の活性体になるのですが，排泄自身は腎臓から行われます．したがって，肝臓に対して負担が少ない，すなわち肝臓に対する副作用が出にくいというメリットがあります．このことは，後で説明する非代償性肝硬変の患者さんのためのDAA治療を考える際に重要でした．

4.3　インターフェロン・フリーの時代

4.3.1　初めてのインターフェロン・フリー治療

　さて，このように3つのクラスのDAAが出現してくると，考え方はわかりますね．そう，「これらのクラスの薬を組み合わせたら，インターフェロンを使わなくても治療ができるのではないか」です．海外では，2011年にプロテアーゼ

阻害薬とインターフェロン・リバビリンの組み合わせが承認された後，2013年にソホスブビル，2014年にシメプレビル，ダクラタスビルが承認されました．ソホスブビルはリバビリンと併用する遺伝子型2型の治療として，シメプレビルやダクラタスビルは3剤治療で遺伝子型1型の治療として開発されたものです．しかし，海外では保険制度が日本と異なっており，いったん薬剤が市場に出ると，臨床試験がされていない薬の組み合わせでC型肝炎の治療が徐々に行われるようになりました．たとえば，ソホスブビルとシメプレビルを組み合わせる，ソホスブビルとダクラタスビルを組み合わせるといった治療です．

　海外，そして日本でも，DAAのみによる組み合わせ治療のプロトタイプとして正式に臨床試験が実施されたのは，プロテアーゼ阻害薬であるアスナプレビルとNS5A阻害薬であるダクラタスビルの組み合わせによる遺伝子型1型に対する治療です．この治療は，海外ではあまりうまくいきませんでした．欧米で多い遺伝子型1aでは，耐性ウイルスができて再燃する例が多かったからです．これにはダクラタスビルが開発された時に遺伝子型1bのレプリコンを用いて最適化されたという経緯があると思います．アスナプレビル自体がそれほど強力なプロテアーゼ阻害薬ではなかったので，ダクラタスビルがやや効きにくい遺伝子型1aではうまくいかなかったのでしょう．ところが，遺伝子型1bには結構良い成績が出ました．いずれにしても，この組み合わせは，海外では早々に第二相の段階で断念されました．しかし，日本では第三相の段階まで進み，そしてそれにも成功して2014年にインターフェロン・フリーかつリバビリン・フリーのDAAコンビネーション治療として，世界初の承認を受けたのです．これが遺伝子型1型（実質上は日本ですから1b型です）に対するアスナプレビル＋ダクラタスビルの組み合わせによる24週治療です．24週間服用することにより概ね85％のウイルス排除率でした．今の基準でいくと治療効果はもうひとつだと思われるかもしれませんが，当時の3剤治療は1型に対して24週治療して，だいたい80％そこそこです．しかもインターフェロンを使います．インターフェロン・フリーだと副作用が少なく，高齢者でも使えるというメリットがありました．また，プロテアーゼ阻害薬を用いた3剤治療というのは，インターフェロンの副作用とプロテアーゼ阻害薬の副作用が重なって，肝硬変の患者さんに使用できませんでした．新しい，インターフェロン・フリー治療は代償性肝硬変までDAA治療の適応を広げたのです．

4.3.2 より短い治療期間，高い治療効果を求めて

その後，2014年に欧米，2015年に日本でソホスブビルとレジパスビル（NS5A阻害薬）の併用治療が遺伝子型1に承認されました（海外では4型に対しても承認されています）．これは12週の治療で95％を超えるウイルス排除率を達成するという驚異的な治療法で，この時からC型肝炎の治療の世界が様変わりしたと言えます．その後，同様の95％を超える治療法が続々と登場し，2017年にはすべての遺伝子型で8～12週の治療期間で，やはり95％超のウイルス排除率を誇るグレカプレビル（プロテアーゼ阻害薬）とピブレンタスビル（NS5A阻害薬）の組み合わせ治療が出てきました．

カタカナの薬の名前がたくさん出てきてイヤになってきたところではないでしょうか．この薬の名前は，開発者が勝手につけたもので，覚えるのも大変なのですが，1つだけ規則があります．それは，プロテアーゼ阻害薬はプロテアーゼの最初の言葉をとって，薬の名前の中に「プレビル」という音が入るのです．同様に，NS5A阻害薬は，共通の音として「アスビル」という音が入ります．これは「ア」というのがNS5AのAになるからです．ポリメラーゼ阻害薬は「ブビル」で，これはNS5BのBをとって「ブ」という音を入れるわけです．テラプレビル，シメプレビル，アスナプレビル，グレカプレビル，すべて「プレビル」がつきますね．だから，プロテアーゼ阻害薬です．ダクラタスビル，レジパスビル，ピブレンタスビル，これらはすべて「アスビル」という音が入っているのでNS5A阻害薬です．最後に，唯一のソホスブビル，これは「ブビル」ですから，NS5Bポリメラーゼ阻害薬です．少しは，なじみができたでしょうか．

閑話休題．次に，耐性の問題を少し話しておきます．

4.3.3 耐性ウイルス

インターフェロンやリバビリン治療の時代は，薬剤耐性を考える必要がありませんでした．これは，これらの薬剤がウイルスの増殖に必要なタンパク質を直接阻害する薬剤ではないからです．インターフェロンは宿主の細胞で抗ウイルス活性をもつ分子を発現させることで抗ウイルス効果を発揮します．ウイルスに直接働きかける薬ではなく，感染している細胞に働きかける薬です．一方，リバビリンは，確かに1970年代に（C型肝炎ウイルスが発見される遥かに前ですね），ウイルスの増殖を抑制することを目的に合成された核酸によく似た化合物です．そ

のような意味ではソホスブビルに似ているのですが，これはC型肝炎に特異的な薬ではなく，広くウイルス全般に有効です．

　最初のプロテアーゼ阻害薬が出てきた時，単剤では早期に耐性ウイルスが出現し，薬が効かなくなったという話をしました．プロテアーゼ阻害薬を用いた3剤治療で，臨床的な治療効果は得られるようになりましたが，治療に失敗した患者さんには，その薬が効かなくなる耐性変異ウイルスが出てきました．幸いそのようなウイルスは，増殖能力が野生型より低く，治療終了後徐々に野生型にゆっくり置き換わって行き，その後目立たなくなります．ただし，一度出てきた変異ウイルスはわずかには残っているはずなので，おそらく似たような耐性プロファイルをもつ（同じ部位のアミノ酸の変化が同じように治療抵抗性に関与するという意味です）プロテアーゼ阻害薬による再治療は効かないだろうと考えられています．一方，治療前にもこのような変異ウイルスがいる患者さんはとても珍しいので，治療をする/しないということに関しては，治療前に変異ウイルスがいる/いないということは問題になりませんでした．

　しかし，NS5A阻害薬が出てきて，このように「不穏だけれども静かな状況」というのは一変しました．大きな問題になったのです．ダクラタスビルという薬は，レプリコンでNS5Aの領域にアミノ酸置換が入ると効きにくくなることをお話ししました．このアミノ酸置換は，臨床例でも検出されることがわかりました．たとえば，アスナプレビル＋ダクラタスビルの24週治療は，遺伝子型1b型に対して概ね85％効果のある治療でしたが，15％で治療中にウイルス量が再上昇したり，治療終了後にウイルスが再出現し，無効になりました．このような患者さんの血液中のウイルスを調べると，NS5Aのアミノ酸に，レプリコンで予想されていたのと同じ置換が起こっていたのです．代表的なものがNS5Aの93番目のアミノ酸であるチロシン（Y）がヒスチジン（H）に置き換わるというものです．31番目のロイシン（L）からバリン（V）かメチオニン（M）への置換も問題です．前者を略号でY93H，後者をL31M/Vと表記します（図4-3）．さらにわかってきたことは，このような変異ウイルスを，約20％の患者さんが治療前から既にもっており，これが治療効果にも影響しているということです．31番と93番のアミノ酸が野生型のウイルスをもっている患者さんは，この治療が90％以上の確率で効きますが，いずれかに置換のあるウイルスをもっている患者さんは50％以下の治療効果になるのです．このような知見はとても役に立ちます．治療する前

に，患者さんのウイルスをシークエンスして（分子生物学の言葉で，核酸の塩基配列を決定することをこのように言います）塩基配列をみてやればよいのです．野生型なら治療する，変異型なら治療しないと決めてやればよい．そうすることによって，治療効果は90％を超えるようになりました．逆に，変異型では，治療してもウイルス排除率は半分に達しませんでした．

　それから，大事なことを付け足しておきます．アスナプレビル＋ダクラタスビル治療で失敗すると，31番と93番のアミノ酸の置換したウイルスが出てくると言いましたが，問題は，プロテアーゼ阻害薬の時と違って，このような耐性ウイルスは治療が終わって時間が経ってもまったく消えないということです．このような耐性ウイルスは，プロテアーゼの耐性ウイルスと異なり，増殖能が十分に担保されているのだと考えられます．もう1つ重要なことは，自然な状態では，確かに31番と93番にアミノ酸置換をもっている患者さんはいるのですが，その場合でもいずれか1つのことがほとんどです．しかし，治療に失敗して，出てきたウイルスはこの2カ所に耐性が入ることがわかりました．治療によって耐性が複雑化し，高度化するのです．次は，このようなウイルスに対して効く薬があるのかという問題になるのは明白でした．

　その前に，もともと31番あるいは93番にアミノ酸置換のあるウイルスをもっている患者さんは，アスナプレビル＋ダクラタスビル治療が効きません．そうしたらどうしたらよいのでしょうか．これに関しては，翌年にソホスブビル／レジパスビル治療が登場することにより解決しました．この薬の組み合わせは，2つの薬剤の配合剤として使用されるので「＋」ではなく「／」で表記しておきます．この治療法は，極めて効果が高く，95％を超える患者さんで，ウイルスが消えるようになりました．ソホスブビルとレジパスビルという治療も，後者はNS5A阻害薬なので，NS5Aのアミノ酸置換に弱い可能性があります．確かに，レジパスビルは，培養細胞の実験ではY93Hに対して弱いのです．しかし，相棒のソホスブビルが強過ぎるので，このことがあまり問題になりませんでした．多くの患者さんでみると，NS5Aにアミノ酸置換のある患者さんでは，そうでない患者さんに比べて，この治療は効果が少しだけ落ちるのですが，現実問題として問題になりませんでした．すなわち，治療前にNS5Aの塩基配列をチェックしなくても治療ができるようになったのです．しかし，さすがのソホスブビル／レジパスビルの治療も，一度，NS5A阻害薬が投与されて失敗した患者さん（アスナプレビ

ル＋ダクラタスビル治療に失敗した患者さんという意味です）には，明らかに治療効果は不良でした．確かに，NS5A 阻害薬で失敗して，出てきたウイルスは自然に存在する耐性ウイルスよりも，複雑で高度化していたのです．

2015 年以降の治療は，初回治療の患者さんにはどれも十分な治療効果を発揮しましたが，一度 DAA 治療で失敗した患者さんはどうするのか，これが大きな問題としてのしかかりました．これを解決するには，NS5A 阻害薬自体が進化する必要があります．ダクラタスビルやレジパスビルで失敗した時に出てくる31番や 93 番のアミノ酸置換に強い薬物です．レプリコンを用いて化合物の構造改変を行うことにより，L31M/V や Y93H に強い薬が作られてきました．これを第二世代 NS5A 阻害薬と言います．先ほど少し紹介したピブレンタスビルというのは，このような新型の NS5A 阻害薬です．グレカプレビル／ピブレンタスビルの治療は，NS5A 阻害薬で失敗した患者さんを対象に臨床試験が行われ，見事な素晴らしい成績で，再治療に対する標準治療としての地位を獲得しました．これで耐性問題は克服されたかに見えたのですが，実はそうなりませんでした．P32 欠損という新たな問題が生じたのです．これは次の章で紹介することにします．

4.3.4　非代償性肝硬変

慢性肝炎，肝硬変（代償性，非代償性），肝癌の中で，非代償性肝硬変は最も予後の切迫した肝疾患です．「肝癌のほうが悪いでしょう」という声が聞こえそうですが，実はそうでもないのです．もちろん，肝癌にも非常に進んだ肝癌，肝予備能が非常に低下した肝癌など色々あります．しかし，肝癌でも初期の肝癌や，肝予備能の良好な肝癌は，たとえその後再発することを考慮に入れたとしても，予後はそんなに悪くないのです．肝癌の治療を 10 回以上続けて，10 年以上にわたって元気で暮らしている患者さんも，そんなに珍しくはありません．

しかし，非代償性肝硬変の予後はおしなべて厳しいのです．一般に，チャイルド─ピュー分類（☞**コラム7**）で，クラスＡの代償期の肝硬変の患者さんの2年生存率の中央値は，90％程度と言われています．一方，非代償期になると，チャイルド─ピューのクラスＢで 70％，クラスＣでは 40％と，極めて低いものになるのです．Ｃ型肝炎を原因とする非代償性肝硬変も，このような予後の厳しい疾患であるということになります．

Ｂ型肝炎ウイルスが原因の非代償性肝硬変に対しては，2000 年代から核酸アナ

ログ治療が行われるようになり，予後を改善してきました．しかし，C型肝炎の
抗ウイルス治療の20年以上の歴史の中で，非代償性肝硬変が治療対象となるこ
とは長らくなかったのです．これは，まずインターフェロンの副作用が強く，非
代償性肝硬変に投与するなどということができなかったという事情があります．
また，DAAのプロトタイプであるプロテアーゼ阻害薬に肝毒性があり，非代償
性肝硬変への使用は禁忌とされてきたからです．

　ここで，C型肝炎の抗ウイルス治療で，どのような患者さんが治療できるよう
になってきたのかというのを少し振り返ってみましょう．まず，インターフェロ
ン治療です．この頃は，とにかく肝炎のある患者さんを治療するということが先
決でした．まずは，慢性肝炎の患者さんです．もちろん，肝硬変になった患者さ
んも治したかったのですが，肝臓の病気が進めば進むほどウイルス排除率は低下
しますから，期待される効果と起こりうる副作用を天秤にかけて治療がなされま
した．結果として代償期の入り口の患者さんが何とか治療できるという状況でし
た．これは，ペグインターフェロン・リバビリン治療の時代になっても，あまり
大きくは変わりませんでした．インターフェロン単独治療の時よりは治療効果は
上がりましたが，ペグインターフェロンでしっかり治療するぶん，血小板減少症
などの副作用も出てきます．肝硬変がしっかりあって，血小板も低下している患
者さんには，十分量の薬を投与することが難しかったのです．このころ，ALT
正常のC型肝炎患者さんをどうするのかという問題もありました．できれば，ウ
イルスを排除してあげたいのです．しかし，治療することによってウイルス排除
に失敗するだけではなくALTの異常を引き起こす恐れもありました．インター
フェロンは免疫賦活薬ですから，静かにしていた肝炎が活性化してくることはあ
りうることだったのです．次に，いよいよ，プロテアーゼ阻害薬を併用した3剤
治療の時代に入ります．しかし，この時はインターフェロンの副作用とプロテアー
ゼ阻害薬の肝毒性の2つがあったため，代償性肝硬変に対してすら治療は見送ら
れました．そして，アスナプレビル＋ダクラタスビル治療の時代に入ります．イ
ンターフェロンとは違う種類の副作用は危惧されましたが，それでも患者さんに
とっては格段に楽な治療です．特に，線維化の進行している「もう待てない患者
さん」に優先して治療が行われました．慢性肝炎だけでなく，代償性肝硬変に対
して積極的に治療が行われたのです．それから，この治療を境に，肝癌の既往歴
があって，肝癌自体は局所治療でコントロールされている患者さんが治療対象に

なるようになりました．反対に，線維化のあまり進んでない慢性肝炎の患者さん
は治療が見送られました．これは，耐性ウイルスが比較的高頻度に出てくること
が危惧されたためです．待てる場合は，良い治療が出てくるまで待とうというこ
とです．そして2015年になって，ソホスブビル／レジパスビル治療が出てくると，
その後の治療は治療効果も高くなりましたし，耐性ウイルスの出現も低頻度でし
たから，すべての患者さんを対象に治療が行われるようになりました．しかし，
そこでも対象外だったのが非代償性の肝硬変なのです．

　本来であれば，最も待てないのが非代償性肝硬変です．しかし，インターフェ
ロンやプロテアーゼ阻害薬は使えないという制限がありました．非代償性肝硬変
に使える可能性のある薬剤は，核酸型のポリメラーゼ阻害薬，NS5A阻害薬，リ
バビリンです（**図4-4**）．これは，薬剤の排泄経路が大きく関係しています．核
酸型のポリメラーゼ阻害薬であるソホスブビルは肝臓に指向性の高い薬剤なので
すが，排泄自身は腎臓で行われます．肝障害性が極めて低い薬剤とされています．
NS5A阻害薬は，プロテアーゼ阻害薬と同じように肝胆道排泄なのですが，プロ
テアーゼ阻害薬ほどには肝障害の懸念がありません．それから古くから使われて
いるリバビリンですが，これは溶血性貧血やかゆみなど，困った副作用はあるも
のの，排泄は腎臓で，これも肝毒性はありません．このように考えると，2010
年代半ばの時点で，ソホスブビル，レジパスビルあるいはダクラタスビル，そし

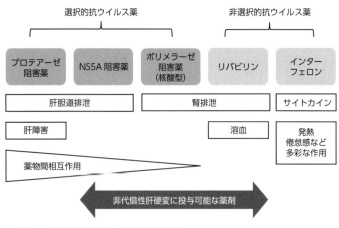

▶図4-4 非代償性肝硬変に投与可能な薬剤

てリバビリンの組み合わせが非代償性肝硬変に対する治療法として可能性がある
ということになります．このような背景から，海外では，非代償性肝硬変の患者
さんに対してソホスブビル／レジパスビルにリバビリンを併用して24週投与する
という臨床試験が行われ，90％ほどのウイルス排除率が得られるという結果が出
ました．この試験は第二相でしたが，この治療法は第三相には移行しませんでし
た．その代わりに，ソホスブビル／ベルパタスビルを用いた第三相の臨床試験が
行われました．NS5A阻害薬を，レジパスビルから，より進化した第二世代と言
われるベルパタスビルに変えて試験が行われたのです．この試験は，海外，そし
て日本で別個に行われましたが，日本ではソホスブビル／ベルパタスビルの12週
間投与が，リバビリンの併用ある／なしで比較されました．結果として，リバビ
リン併用なしでもチャイルド−ピュー分類のBクラスで90％，Cクラスで80％の
ウイルス排除率になりました．このようにして，ようやく2019年に，非代償性
肝硬変患者さんの抗ウイルス治療が可能になりました．

　非代償性肝硬変に対する抗ウイルス治療を行うにあたっては，安全性について
十分に配慮し，慎重に治療する必要があります．日本の臨床試験でも，薬剤との
直接的な因果関係は否定されていますが，1年以内の短い観察期間の中で，102
人の試験に参加された患者さんの中から，3人の死亡例が出ています．原因は，
感染症，静脈瘤の出血，肝癌の進展によるもので，いずれもこのような患者さん
が，極めてリスクの高い患者さんであることを意味しています．ウイルスを排除
することにより，患者さんの状態が本当に良くなるかどうかが一番大切なのです
が，日本の臨床試験では，ウイルスが排除されて24週間経つと，3分の1ほどの
患者さんでチャイルド−ピュー分類のクラスが1段階良くなることが明らかになっ
ています．しかし，より長期にどう推移していくのかは，注視していく必要があ
ります．海外での非代償性肝硬変の臨床試験のすべてを合算した報告によると，
600例あまりの患者さんの中で，治療終了後36週後にチャイルド−ピュー分類の
Aクラスになった患者さんは，治療前Bクラスの患者さんで32％，治療前Cクラ
スの患者さんで12％です．これは，全体として，ウイルスが排除されなかった
患者さんに比べて良好ですが，一部にとどまるのです．また，この時点で17例
が肝移植を受け，35例の死亡が発生しています．今後も慎重に経過をみていか
なければなりませんし，その途中で非代償性肝硬変の合併症が出れば（肝癌や静
脈瘤，感染症などです），適切に治療をしていかなければなりません．

コラム21　退場した治療法

　DAA治療の登場により，どんな条件の悪い患者さんでも，抗ウイルス治療ができるようになりました．そのような中で，かつては汎用されていた治療で，ひっそりと退場していった治療がいくつかあります．簡単に紹介しておきます．

ウルソ

　ウルソは，ウルソデオキシコール酸のことで，二次胆汁酸です．胆汁酸というのは，肝臓がコレステロールを材料にして作っているステロイド誘導体で，肝臓が消化管に分泌する胆汁の主成分です．消化管で，脂肪を分散させることにより，消化吸収に役立っています．胆汁酸は，消化管内で細菌により分解されて二次胆汁酸になります．ウルソデオキシコール酸は，もともとは熊の胆囊から抽出してきたもので，民間薬や漢方薬として使用されていましたが，今は化学的に合成されたものが薬になっています．この薬は，C型肝炎に対して，無作為化比較試験が行われ，明らかに肝炎の沈静化作用があることが証明されました．1日600ないし900ミリグラム[mg]を分服するだけで，大した副作用もありません．時に軟便を訴える患者さんがいる程度です．昔は，インターフェロンの使えない患者さんによく使われていましたが，今はC型肝炎に対して使うことはなくなっています．

強力ネオミノファーゲンシー®

　この薬は，漢方薬である甘草の成分であるグリチルリチンを注射剤にしたものです（グリチルリチン・グリシン・システイン配合剤注射液）．多くの肝疾患で血清ALT値を低下させる効果があり，C型肝炎の肝障害に対しても有効です．偽性アルドステロン症を起こすことがあり，高血圧や浮腫が起こることがあります．この薬も，今はC型肝炎に使われることはなくなりました．

瀉血

　これは何だろうとお思いになるのではないでしょうか．体から血液を抜くことなのですが，これは治療なのでしょうか．昔は，色々な病気で血を抜くということがよく行われていました．瀉血療法と言います．これは，医学の発展していない頃（近代以前の話です）は，どんな病気でも体液が悪いとか様々な説があって，「血を抜いたら良くなるだろう」などという乱暴な考え方があったのです．ただし，現在でも治療として使われることがあります．

一番使われるのは，真性多血症とヘモクロマトーシスです．真性多血症というのは骨髄の増殖性疾患で，赤血球が必要以上に増えてしまう病気です．細胞の増殖を抑制するような薬で治療するのですが，それでも増えてしまった時は血液を瀉血で抜くという治療が行われることがあります．多血症では，血が増えることにより血圧が上がってしまうことがあるのでこのような処置をするのです．ヘモクロマトーシスは，遺伝的な原因により体の中に鉄が溜まり過ぎてしまう疾患です．鉄は，人間にとって必要な元素ですが，溜まり過ぎると色々な臓器に障害を起こします．この治療のために瀉血が行われるのです．赤血球の中のヘモグロビンは鉄をもっていますので，赤血球を棄てることにより，体の中の鉄の量を下げることができるのです．それから，C型肝炎に対する瀉血用法も，日本で保険適用されている治療法です．これの理屈は，次のようなことです．実は，C型肝炎では体の中に鉄が沈着するのです．これが肝障害を起こし，そしておそらく発癌にも関係しているのです．そこで，血を抜くことにより鉄を減らすという治療が行われました．これもきっちり比較試験が行われALTの改善効果があったのです．肝癌を抑制するかどうかまでは証明されませんでしたが，それを示唆するデータはありました．C型肝炎で鉄が過剰になる機序は，ウイルス感染により肝細胞からのヘプシジンの産生が低下するためであると考えられています．ヘプシジンは十二指腸粘膜に作用して，消化管からの鉄吸収を抑制するペプチドです．C型肝炎では，ヘプシジンの産生が低下することにより，十二指腸からの鉄吸収が亢進し，過剰な鉄が肝臓に沈着することにより，酸化ストレスを惹起すると考えられます．しかし，この治療もDAAの時代になり，行われることはなくなりました．また，DAA治療によりウイルスを排除すると鉄の沈着も改善することが多いので，瀉血の必要性はなくなったのです．

　インターフェロン・フリーの治療の出現は，C型肝炎の治療の世界を一変させました．もちろん，治療効果が高いということがあります．ペグインターフェロン・リバビリン治療の時代，1型で50％，2型で80％のウイルス排除率でした．プロテアーゼ阻害薬を含んだペグインターフェロン・リバビリン治療，いわゆる3剤治療を，一応インターフェロン治療と考えても，これで2つの遺伝子型ともにようやく80％程度です．しかし，最も進んだインターフェロン・フリー治療では，遺伝子型にかかわらず95％超です．また，薬剤の投与期間もペグインターフェロン・リバビリン治療の半年から1年半，3剤治療の半年から，インターフェロン・フリーでは3カ月に短縮されました．慢性肝炎であれば2カ月でもよいという治療法も出てきています．インターフェロンを使わないということで，発熱や，血

球減少をはじめとした困った副作用もなくなりました.

　こんな隔世の感のあるインターフェロン・フリーの時代になって，どのような
ことが問題として残っているのか，そしてこのような治療によって明らかになっ
たことは何なのか，次にそのようなことをみていきましょう.

C型肝炎ウイルスは，感染すると約30％の患者さんで6カ月以内にウイルスが消失しますが，それを超えると決して消えることのないウイルスです．正確には1000人に1人くらい消えることがあるとも言われていますが，まずはそのような例に遭遇することはありません．長期に肝臓で増殖を繰り返し，通常は激しい肝炎を起こすことはないのですが，肝炎の持続は，肝臓の再生と修復を繰り返して線維化が進んでいきます．そしてやがて肝臓癌を発症するのです．DAAは，多くの患者さんで，この原因となる感染を断ち切る方法をもたらしました．肝臓を悪くしている原因が取り除かれたら，肝臓はその後どのようになるのでしょうか．DAA治療により明らかになったこと，DAA治療によりもたらされたことをいくつか紹介します．

5.1 　超耐性ウイルス

最初に，DAA治療がもたらした新たなウイルス側の進化についてお話しします．最初のプロテアーゼ阻害薬が出てきた時，単剤では早期に耐性ウイルスが出現し，薬が効かなくなりました．NS5A阻害薬に対しては，もともと自然界に20％ほどの患者さんでNS5A阻害薬に耐性を示すウイルスが存在していました．31番目のアミノ酸が野生型のLでないウイルス，93番目のアミノ酸が野生型のYでないウイルスです．ウイルスが進化していく上でなぜそのような進化の仕方をしたのかはわかりませんが，たぶん偶然の揺らぎで現れたのではないでしょうか．NS5Aのこの部位の変化は進化的に中立なので，そのようなアミノ酸が置換したウイルスがウイルスの多様性の一環として定着したのでしょう．

DAAのコンビネーション治療は，どのような組み合わせでもNS5A阻害薬を含んでおり，この薬がキードラッグになっています．初期のDAAコンビネーション治療（アスナプレビル＋ダクラタスビル）では，このウイルスが存在するかど

うかが治療効果を決定していました．NS5A阻害薬を使った治療に失敗すると複雑な耐性ウイルスが出てきました．L31M/VとY93Hのダブルのアミノ酸置換が最も頻度が高く重要でした．自然界に存在するL31やY93にアミノ酸置換があるウイルスに対しては，その後の治療法の改良（ソホスブビル/レジパスビル以降の治療法です）でよい効果が得られるようになりましたが，DAA治療の失敗により出現する複雑なダブル変異に対しては限界がありました．グレカプレビル/ピブレンタスビル治療が，この問題をようやく片付けました．これは，ピブレンタスビルがL31やY93の複雑な変異に対して極めて強力であったからです．

5.1.1　NS5A-P32欠損

しかし，それで問題が全部解決したわけではありませんでした．最近，特に日本で多い遺伝子型1bにおいて，NS5A阻害薬で治療を失敗した患者さんの約5～10％でP32欠損という，今まで知られていなかったウイルスが出てくることがわかったのです．P32というのはNS5Aの32番目のアミノ酸，プロリン（P）のことです．このアミノ酸もやはりNS5Aのリンカー部分にあるのですが，今度はこれが何か別のアミノ酸に変わるというのではなくて，丸ごと抜けてしまうのです．アミノ酸の置換というのは，RNAが合成される際に，ヌクレオチドが1つ間違って入れ替わることによって生じます．アミノ酸が抜けるというのは，そのアミノ酸をコードする3つのヌクレオチドが丸ごとなくなってしまうということです．ウイルスにとっては，置換よりは大きなモデルチェンジかもしれませんね（図4-3）．

問題は，このP32が抜けてしまうと，今まで人間が作り出してきたすべてのNS5A阻害薬（日本で承認されたものだけでも6つあります）が，まったく効かなくなるのです．L31やY93のアミノ酸置換に対して有効とされる第二世代のNS5A阻害薬でも，野生型に比べて千分の1しか効かなくなります．DAA治療失敗例に対する再治療として承認されたグレカプレビル/ピブレンタス治療もまったく効きません．まさに，モンスターウイルスといった感じなのです．

ウイルスの立場で考えると，今まで密かに感染を広げてきたのに，30年前に突然正体が暴かれ，感染を広げるということが難しくなりました．当初はインターフェロン治療なので，感染したウイルスはそう簡単には除去されなかったのですが，それが10年前からDAAが出てきて絶滅寸前になっていたのです．しかし，そのような状況で，突然これに対抗する大進化を遂げたというようなところです．

5.1.2 耐性ウイルスの由来

　NS5AのP32欠損株は，本当に自然界にはなくて，人間が作り出したものなのでしょうか．C型肝炎ウイルスの塩基配列は多くの患者さんで調べられていますが，今のところDAA治療を受けていない患者さんからP32欠損が検出されたという報告はありません．それが，治療後に出てくるのであれば，それは治療によって生じたように見えます．でも，そう言い切っていいのでしょうか．これは，実はとても難しい問題なのです．それはすべての検査には，検出感度というものがあって，それ以下のものの存在まで考えると答えが出なくなるからです．

　患者さんの血液の中には色々な塩基配列のC型肝炎ウイルスが混ざっています．これをクワシスピーシーズと呼んでいます．クワシというのは「類似の」といった意味のラテン語，スピーシーズは「種」ですね．日本語では疑似種と訳されますが，とにかく「似てるけどちょっと塩基配列の異なるウイルスが混在して集団を作っている」というような意味です．患者さんの血液を用いてC型肝炎ウイルスの塩基配列を決定すると，一般には20％程度の頻度で存在するものは検出することができます．これをディープ・シークエンスという方法を用いると0.1％くらいの頻度のものまで見つけられます．しかし，これより低頻度のものは技術的な問題から難しくなります．患者さんの血液には1ミリリットル［mL］あたり1000万程度のウイルスが存在するので，ある塩基配列のウイルスが1万以上存在すればそれはぎりぎり検出できますが，たとえば1000しか存在しなければ，それがいるかどうかはわからないのです．だから，「こんなものがいるかもしれない」ということを言い出せば，「P32欠損株は，検出できないかもしれないけど，実際には最初からいて，それが治療により増えてきただけだ．人間が作り出したものではない」と言うことができるのです．

　でも，このような言質は一般には科学的ではないと言われます．それは反証可能でないからです．「幽霊がいない」という言質は科学的ですが，「幽霊がいる」という言質は科学的ではないと言われます．それは「幽霊がいない」という言明は反証可能だからです．誰かが幽霊を見つけてくれば，それで反証されます．こういう言明は役に立つのです．一方，「幽霊がいる」という言明は，たとえ誰かが「どれだけ探してもいなかった」と言っても，探し方が悪いと言われます．決して反証されることのない言明で，言ってみれば信念のようなものですから，これは科学的な言明ではないと言われるのです．P32欠損株が自然界にいるかもしれない

というのは，少しそれに似たところがあります．だから，P32欠損株がいるかも
しれないということには何も言えないのですが，治療によってウイルスが変化す
るということは証明することができます．

　クワシスピーシーズで構成される患者さんのC型肝炎ウイルスに対してDAA
治療を行い，治療前に検出できなかったウイルスが増えてきた場合，治療によっ
て変化したのか，もともとあったのかという議論は決着をつけることができませ
ん．しかし，動物モデルを用いると，治療によりウイルスが変化することがあり
うるということを示すことができます．肝細胞キメラマウスは，マウスの肝臓が
ヒトで置き換わったモデルですが，これはC型肝炎が感染します．患者さんの血
清をマウスに注射すると，感染が成立するのです．このようなマウスにDAA治
療を行うと，ウイルスを排除することもできます．このような方法で，その治療
がその患者さんのウイルスに効果があるかどうかを調べることができるのです．
次にDAA治療が不十分であった時，この場合はマウスに感染したウイルスも治
療前のものから変化し，耐性ウイルスが出てきます．でも，このようなことをし
ても，このウイルスが新たに生じたのか，選択されたのかは，先ほどの患者さん
の場合と同じでよくわかりません．マウスの体の中でもC型肝炎ウイルスがクワ
シスピーシーズとして存在しているからです．

　しかし，実験だとたとえばこんなことができます．C型肝炎ウイルス，それも
野生型のウイルスの全ゲノムRNAを分子生物学的な方法で作ってやるのです．
まず9600塩基のRNAを作る．そして，これをキメラマウスの肝臓，このマウス
の肝臓はヒトの肝臓ですが，これに直接注射します．するとどのようなことが起
こるでしょうか．C型肝炎ウイルスのゲノムRNAはプラス鎖のRNAですから，
それがそのままタンパク質を発現し，その酵素活性を利用して注入したRNAを
鋳型にRNAが複製し，ウイルスができる可能性があるのです．実際，そのよう
になります．このマウスのモデルが興味深いのは，このマウスのC型肝炎ウイル
スは，たった1種類の均一なウイルスの感染状態になることです．クワシスピー
シーズを形成しないのです．このようなマウスにDAA治療をちょっと弱めに行っ
てやります．すると4週間の治療で確かに，もともと存在しない耐性ウイルスが
できることがわかりました．P32欠損株が自然界に微量ながらいるかもしれない
という言明は，科学的ではないので反証は不能ですが，そのような変異が出てく
ることはありうるということは，このようにして証明することができるのです．

5.1.3　P32欠損株に対する治療

　さて，P32欠損はどこから生じるのかということに，こだわりすぎたかもしれません．もう少し実用的な議論として，これに対してどのように対応したらよいのでしょうか．強力な核酸型NS5Bポリメラーゼ阻害薬に加えて，NS5A阻害薬以外の薬をもう1剤組み合わせて治療法を作り上げる必要があります．海外では，NS3/4Aプロテアーゼ阻害薬，NS5A複製複合体阻害薬，NS5Bポリメラーゼ阻害薬の3成分の入った配合錠が承認されており，このなかのNS5A阻害薬はやはりP32欠損株には効かないのですが，残りの2つの成分が有効な可能性があります．日本では，残念ながら，この配合錠に加えられているプロテアーゼ阻害薬が，日本人では代謝の関係で血中濃度が上がり過ぎることがわかっており，肝障害などの副作用が危惧され，開発されていません．代わりに，NS5A阻害薬とNS5Bポリメラーゼ阻害薬の配合錠とリバビリンを組み合わせる治療法があります．この場合もNS5A阻害薬はP32にはそれほど効かないのですが，残りの2つの成分で，全例ではありませんが一部のP32欠損には対抗できる可能性があります．ただし，全例に効くわけではないので要注意です．

　このP32欠損の問題は，DAA治療をする患者さん，たとえば1000人の中で，失敗する患者さんが仮に数十人として，その10分の1程度ですから，1人2人の問題です．もちろん，こんなウイルスができてしまった患者さんの立場にたてば大変心配なことです．集団でみれば1000人に1人の頻度のことなので「そんなに問題なのだろうか」と思われるかもしれませんが，このようなことは，日本だけの問題ではなく，世界中で毎日のように起こっていると考えられます．問題は，このようなウイルスが，次の感染の原因にもなるということです．

　世界保健機関（WHO）は，2015年の時点で，C型の新規感染が年間175万件発生していると推計しています．10万人あたり23.7件です．日本の感覚からは信じられない数字です．しかし，世界中には，色々な衛生環境や健康に対する考え方がありますから，疫学的にはそのような現実があるのです．DAA治療が手軽に行われるようになり，残念ながら超耐性ウイルスができてしまった場合に，それが新たな感染源にならないとは言い切れません．P32欠損のようなウイルスが蔓延するような状況にだけはなって欲しくないと思っています．

5.2　B型肝炎の再活性化

次に，B型肝炎ウイルスとC型肝炎ウイルスの不思議な関係についてお話しします．

5.2.1　肝炎ウイルスと免疫反応

肝炎ウイルスは5つありました（☞**表1-1**）．5つとも，ウイルス学的にはまったく関係のないウイルスたちです．肝細胞のみで増殖して肝臓に病気（肝炎のことです）を起こすので，臨床的に「肝炎ウイルス」と呼称されています．もともとは何の近縁関係もないウイルスが，病気という視点で考えると1つにまとめあげることができるということで，興味深いですね．このウイルスたちは，基本的には直接的な細胞傷害作用は少ないと考えられています．ウイルスが感染するだけでは細胞は傷害されないという意味です．では，なぜ肝炎が起こるのかというと，感染した肝細胞が異物として，宿主の免疫系に認識され，免疫細胞により傷害されるからです．ウイルスが増殖して，それを認識して，肝障害が起こります．この間には少し時間がかかることになります．このことは，たとえば急性肝炎の際に，ALTが上昇する前に，血中でウイルスが既に増えている時期（ウインドゥ期）があるという事実と一致しています（☞**図2-3**）．肝細胞でウイルスが増えるからそれが細胞を破壊するのではありません．増殖した細胞をヒトのリンパ球（T細胞）が異物として認識して，免疫反応として感染肝細胞の破壊が起こるのです．少し話がそれますが，自己免疫性肝炎という病気があります．これは，肝細胞がウイルス感染などの契機がないのに，免疫細胞に異物と認識されることにより，傷害される病気です．なぜ，発生するのかわかりませんが，ステロイドという免疫抑制薬を使うと，肝炎が改善することがわっています．

5.2.2　肝炎ウイルスの重複感染

さて，肝炎ウイルスは肝細胞に感染して増殖するわけですが，2つのウイルスが同じ肝細胞に感染するということはあるのでしょうか．これは，ありえます．B型肝炎の持続感染者が，A型肝炎になることもあります．でも，A型肝炎とE型肝炎はあまり聞いたことがありません．これは，どちらも一過性感染ですから，タイミングよく一緒にということがむしろ起こりにくいのでしょう．A型肝炎は，

生の魚介類の飲食によって感染します。E型肝炎は生の食肉です。このように感染経路も違いますから、一緒なんてことはまずは起こらないのでしょう。B型肝炎とD型肝炎、これは特殊な関係でした。D型肝炎ウイルスは、ウイルス粒子そのものをコードする遺伝子はもっておらず、B型肝炎ウイルスの外皮タンパクを借りて粒子になります。D型肝炎ウイルスが産生されるのは、B型肝炎ウイルスの感染が前提になるのです。そしてB型肝炎にD型肝炎の感染が重複すると、病状は増悪し、治療は難しくなります。これは特殊な関係ですから置いておきましょう。それでは、B型肝炎とC型肝炎の場合はどうでしょうか。

B型とC型は持続感染ですから、一緒に感染するということは結構あります。たとえば、日本のB型肝炎とC型肝炎の感染率は、大雑把に言うとともに1%程度です。100人に1人ですね。2つの感染がお互いに何の影響もないと仮定すると、2つのウイルスをもつ確率は、1%×1%で1万分の1ということになります。実際に、HBs抗原陽性で、C型肝炎ウイルスのRNAも陽性という患者さんに、稀に出会うことがあります。臨床的には、B型肝炎の病期を色々なウイルスマーカーで検討して、その患者さんの肝炎がB型によるものか、C型によるものか、評価して治療を選択します。昔は、B型もC型も抗ウイルス治療としてはインターフェロンしかありませんでしたから単純だったのですが、最近はBであれば核酸アナログ、CであればDAAと治療法も異なるので、見極めが大切です。どちらかというと、B型は治まっていてC型が主体で肝炎を発症している患者さんのほうが多いと感じます。また、ウイルス肝炎同士ではなくなりますが、C型肝炎と自己免疫性肝炎を合併している例もあります。このような場合は、DAAでC型肝炎が良くなっても、肝機能障害は持続します。

さて、先ほど両者が合併しているのは1万分の1と言いましたが、実は話はもっと複雑なのです。B型肝炎というのは、基本的にはウイルス量がとても多い時期から、徐々に少なくなって、最後には痕跡だけが残るという状況になります。この途中の段階で、肝炎が起こるという図式になるのです。先ほどの、日本でB型肝炎ウイルスをもっている患者さんが1%というのは、HBs抗原が陽性という意味で、これはウイルス量が少なくなって、肝炎が治まった患者さんまでを含んでいます。B型の場合は、実はその先まであって、ウイルスの痕跡をもっている人たちがいるのです。これは病気ではないので、患者さんとは呼びません。これはHBs抗原が陰性でHBs抗体が陽性（ただし、ワクチン接種によりHBs抗体価を

獲得した場合は除きます），あるいはHBc抗体が陽性の場合を指します．実は，日本ではこのような方が一般人口の約4分の1を占めています．したがって，C型肝炎の患者さんの約4分の1も，このB型肝炎の痕跡をもっているということになります．

　日本では，C型肝炎ウイルスに感染している患者さんのうち，100人に1人がHBs抗原陽性であるという意味でB型肝炎に感染していて，4人に1人がB型の痕跡をもっているということになります．このようなB型とC型の肝炎ウイルス，その両者の間にどんな関係があるのでしょうか．

コラム 22　B 型肝炎の話

　B型肝炎ウイルスは，C型肝炎ウイルスと並ぶ重要な血液伝搬型の肝炎ウイルスです．世界での感染規模は，実はB型肝炎のほうが大きく，3億6千万人の感染者がいると推計されています．C型は，主に成人期に血液を介して感染しますが，B型の感染経路は，お母さんから子供への産道感染と成人期の性感染が主な感染経路です．前者は，持続感染を引き起こし，後者は一般に一過性感染になります．持続感染は，母親から子供へ，そしてまたその子供が母親になり，その子供へというように感染するので，B型肝炎は地域の中で引き継がれ，また人々の移動により特徴的な分布をきたすことになります．B型肝炎もC型肝炎と同じようにいくつかの遺伝子型があることがわかっています．日本で最も多いのが遺伝子型C，次に多いのが遺伝子型Bで，従来はこれでほとんどを占めていました．南方系とされる縄文人

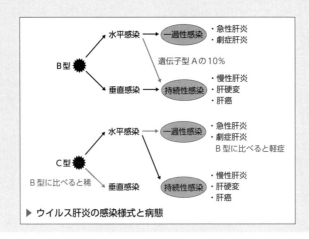

▶ ウイルス肝炎の感染様式と病態

は遺伝子型がBであったと考えられており，そこに大陸から入ってきた弥生人たちがCであったと考えられています．現在遺伝子型Bが多いのは沖縄と東北地方で，それ以外は遺伝子型Cが多くなっています．世界的にみると，欧米は遺伝子型Aが主体です．遺伝子型Aは，遺伝子型BやCと異なり，成人期の感染でも10％程度が慢性化します．国際化の時代になり，日本でも都市部を中心に，遺伝子型Aの成人感染（性感染）が増えていることが問題になっています．ロシアは遺伝子型がDです．日露戦争の際，日本海でのバルチック艦隊との戦いで，多くのロシア将校が捕虜として愛媛県に収容され，この時，四国で遺伝子型DのB型肝炎が流行しました．感染した母親から生まれた子供がB型肝炎になると，小児期に皮膚に赤い発疹が出ることがあります．これはジアノッティ（Gianotti）病と呼ばれ，当時はその原因がわかりませんでした．

　さて，お母さんからもらって持続感染したB型肝炎ウイルスは，その後どうなるのでしょうか．持続感染者のうち80％ほどは臨床的に良好な経過をたどります．残りの約20％程度の持続感染者が，慢性肝炎，肝硬変，肝癌などを発症します．B型の持続感染は，幼少期にはウイルス量が多いけれども肝炎を発症しない無症候性キャリアとして経過しますが，成人になると，肝炎を発症し，その後ウイルス量が低下して，肝炎が沈静化していきます．免疫能が成熟していない時期にもらったB型肝炎ウイルスは，異物と認識されずに小児期には自由に増え続けます．しかし，大人になると（概ね20〜30歳前後です），これが異物と認識されるようになり，免疫とウイルスの闘いが起こるのです．これが，肝障害を引き起こします．その過程で免疫が勝つと，肝炎の治まった低ウイルス期になるのですが，この闘いが

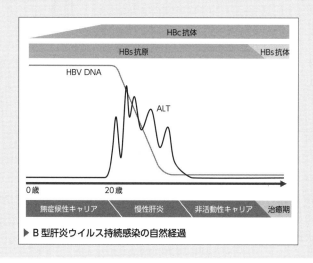

▶ B型肝炎ウイルス持続感染の自然経過

長引くと慢性肝炎から肝硬変になっていくのです．肝炎を発症している時期が慢性肝炎期，肝炎が沈静化した状態を非活動性キャリア期と呼んでいます．B型肝炎で抗ウイルス治療の対象になるのは成人期に発症した肝炎が遷延して（長引いて）慢性肝炎になった患者さんであり，このような経過をたどるのが全体の20％くらいです．

　B型肝炎の抗ウイルス治療薬には，インターフェロンと核酸アナログがあります．インターフェロンは，慢性肝炎期から非活動性キャリア期への移行を促進するために使用します．核酸アナログは，確実にウイルス増殖を抑えて炎症を取り除くために使用します．核酸アナログはHIV治療薬と同様に逆転写過程を抑える薬剤です．B型肝炎ウイルスは，ウイルスが肝細胞に侵入した後に，ゲノムDNA（不完全二本鎖）→完全二本鎖ＤＮＡ→プレゲノムRNA→ゲノムDNA，という特異な増殖過程をとります．「完全二本鎖DNA」は肝細胞の核の中にとどまり，極めて安定した分子として振る舞います．これは，ゲノムDNAのもとになるプレゲノムRNAだけでなく，数本のそれより短いRNAも転写して，HBs抗原を始めとした複数のウイルスタンパク質を産生します．核酸アナログはプレゲノムRNAからゲノムDNAのステップ（逆転写過程）を抑制するのでウイルスはできなくなりますが，完全二本鎖DNAは除去されませんから，ウイルスの遺伝子発現は続くということになります．すなわち，核酸アナログでは，一度肝細胞に入ったウイルスのゲノムDNAそのものは排除でき

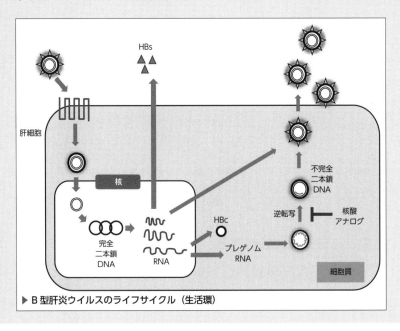

▶ B型肝炎ウイルスのライフサイクル（生活環）

ないのです．したがって，血中のウイルスDNAは陰性化しますが，ウイルスの遺伝子発現はそのまま持続し，たとえば，血清のHBs抗原値は低下しません．これは，核酸アナログが，B型の肝癌の発生を十分には抑止できないことの理由と考えられています．

　さて，無症候性キャリア期，肝炎期，非活動性キャリア期にかけて，血中のウイルスDNA量は徐々に低下し，場合によっては陰性化しますが，この3つの段階はいずれにおいてもHBs抗原は陽性です．ただし，非活動性キャリア期に入った患者さんの一部では，HBs抗原が検出されなくなることがあります．これは，年間100人に1人くらいの頻度で起こると言われています．このような段階になると，持続感染例であっても，臨床的には既往感染扱いになります．

　成人期の感染で，一過性感染で経過する場合は，持続感染におけるこの変化が6カ月くらいの間に一気に起こり，ウイルス感染後の潜伏期間→肝炎の発症（急性肝炎）→肝炎の沈静化とHBs抗原の陰性化（HBs抗体の陽性化を伴う）と経過します．急性肝炎が治癒した状態でも，持続感染からHBs抗原が陰性化した状態でも，ともにHBc抗体は陽性になりますが，肝細胞の核の中には完全二本鎖DNAが残存しています．極めて微量なので血中ではHBs抗原は検出されませんが，感染したという刻印は残っているのです．通常であれば問題ないのですが，近年，免疫抑制薬や化学療法の際にこれが再活性化し，ウイルスが増えて重症の肝炎が起こることが問題になっています．痕跡のB型肝炎ウイルスであっても，実は私たちの体の中の免疫がこれを抑え込んでいるのですね．だから，癌や免疫，あるいは血液の病気，さらには臓器移植の際のように，免疫を抑え込むような治療をすると，眠っていたB型肝炎が，自分の肝臓の中から湧き上がってくることがあるのです．これを，B型肝炎の再活性化と呼んでいます．外から入ってくるのではなく，中から出てくるのです．免疫抑制薬として最も使われているステロイド，あるいはカルシニューリンと呼ばれる免疫抑制薬はT細胞を抑制します．リツキシマブというリンパ腫に対する抗癌剤はB型肝炎の再活性化事例が多いことで有名ですが，この薬はB細胞を抑制します．このことは，このような獲得免疫応答の主役であるリンパ球が，B型肝炎ウイルスを抑え込んでいることを逆に示しています．

5.2.3　DAA治療によるB型肝炎の再活性化

　さて，C型肝炎のDAA治療が，B型肝炎の再活性化を起こすことが報告されるようになりました．具体的には，HBs抗原陽性の非活動性キャリアの患者さんがC型肝炎にも感染している場合にDAA治療を行うと，それまで低増殖状態だったB型肝炎ウイルスが急激に増えてくることがあります．また，HBs抗原が陰性

化していて過去にＢ型肝炎に感染したことがある患者さん（このような方は本人もＢ型肝炎のことを忘れていて，血液検査して初めてわかることも多いです）でも，DAA治療によりＢ型肝炎ウイルスが増加してくることがあります．いずれも，時に重症の肝炎を起こし，死亡例も報告されました．このようなことから，日本では2016年春に，DAA治療によるＢ型肝炎の再活性化に注意喚起が行われました．米国食品医薬品局（Food and Drug Administration：FDA）も，その秋に同様の声明を発表しています．

　それでは，なぜこのようなことが起こるのでしょうか．DAAというのは，免疫を抑制する薬ではありません．純粋にＣ型肝炎ウイルスにのみ作用して，そのウイルス増殖を抑制し，ウイルスを排除する薬です．ちょっと考えると，Ｂ型肝炎ウイルスとの接点が見当たりません．これには次のような理由があります．

　第3章でインターフェロンを紹介した時に，そもそもこれはウイルスの干渉作用から発見されたという話をしました（☞**コラム15**）．ウイルスが感染すると，その細胞の中で自然免疫を活性化して，次のウイルス感染を抑制するという話です．これを，少し見方を変えると，2つのウイルスが1つの細胞に感染すると複雑なことが起こることが考えられます．たとえば，1つの細胞で片方のウイルスが増えたら，もう片方が減るのではないか．そしてＢ型肝炎ウイルスとＣ型肝炎ウイルスにも，どうもそのような関係があることがわかってきました．

　Ｂ型肝炎ウイルスというのは，比較的静かなウイルスです．感染しても，肝細胞の自然免疫はあまり動きません．一方，Ｃ型肝炎ウイルスは，Ｂ型に比べると少し騒がしいウイルスで，インターフェロン応答を誘導してきます（☞**コラム18**）．もっとちゃんと誘導してくれれば，ウイルスは排除されるのでしょうが，そこまでは強くないのです．ウイルス排除が30％でしか起こらなくて，70％では起こらないというのが問題なのです．さて，話を元に戻します．Ｃ型が感染している肝細胞は，インターフェロン応答がくすぶっているので，もしそこにＢ型肝炎ウイルスがいると，そのウイルス増殖は抑制されることになります．そこに，DAAでＣ型肝炎ウイルスを急激に減らします．そうするとインターフェロン応答が急激に減弱してＢ型肝炎ウイルスの再増殖が起こるのです．

　このＢ型肝炎ウイルスとＣ型肝炎ウイルスの興味深い関係は，もちろんDAAが出てくる以前からあったはずですが，あまり問題になりませんでした．たとえば，インターフェロン治療の時代にも，Ｃ型肝炎ウイルスを排除したら同じこと

が起こっていたはずなのですが，そもそもインターフェロンはB型肝炎ウイルスにも抑制的に働きますから，C型肝炎ウイルスがいなくなっても，治療中はB型肝炎ウイルスの増殖は抑えられます．また，C型肝炎ウイルスの量は，インターフェロンではDAAほど急激に下がりませんから，内因性のインターフェロン応答の急激な抑制というのも起こらないのでしょう．このようなこともあって，このような現象が顕在化することがなかったのです．DAAの時代になって初めて臨床に突きつけられた問題になりました．幸い，B型肝炎のこの活性化は，重症化する頻度がそんなには高いわけではありません．でも，注意しなければならない問題です．

　従来，B型肝炎ウイルスは，B細胞やT細胞などの血球系の免疫細胞による獲得免疫応答により，増殖が制御され，病状がかたち作られると考えられてきました．DAAの登場により，B型肝炎ウイルスは，それだけではなく肝細胞の自然免疫応答によっても，制御されており，それが臨床的にも重要であることがわかったのです．

5.3　肝疾患のポイント・オブ・ノーリターン

　C型肝炎は，感染して初期にウイルスが消えないと，慢性肝炎から肝硬変，肝癌になっていきます．肝硬変の中にも，肝機能が保たれている代償性肝硬変と，そうでない非代償性肝硬変があります．さらに，肝硬変になると，肝不全の有無にかかわらず，門脈圧亢進症を併発してくることが特徴です．また，線維化が進むにつれて肝癌発生のリスクが上昇してきます．

　急性期にウイルスが消えると，これが後々何か問題を残すということはありません．ウイルス抗体が陽性になりますからC型肝炎に感染したということはわかりますが，ウイルスは存在しないのです．6カ月以内の肝臓でのウイルスの増殖や炎症は，まるで風邪のように跡形もなく治るのです．また，B型肝炎と異なり，ウイルスの痕跡（完全二本鎖DNA☞**コラム22**）が肝臓に潜んでいるということもありません．B型のように再活性化してくるということもないのです．

　一方，慢性肝炎あるいは肝硬変になってからはどうでしょうか．この時点になると，自然にウイルスが消えることはまずありません．しかし，現在は抗ウイルス治療が発達しましたから，極めて高い確率で治療によりウイルスを排除するこ

とができます．この場合も，ウイルスは自然に消えた時と同じように，ウイルスとしての痕跡は何も残さず消え去ることがわかっています．これも，B型肝炎に対する核酸アナログ治療とはずいぶん違うところです．しかし，この場合は，急性期の場合とは異なり，「肝疾患」が残るのです．

5.3.1　肝線維化

まず，線維化について考えてみましょう．慢性肝炎，あるいは肝硬変になって，治療によりウイルスが消失すると，肝炎は沈静化します．新たな肝炎が起こらなくなると，傷ができては治るというプロセスが停止しますから，線維化の進行は基本的には進まなくなると考えられます．さらに，肝臓には線維を溶かす酵素や仕組みがありますから，ゆっくりと肝臓の硬さはとれてきます．このようなことは，インターフェロン治療の時代にウイルスを消失させることができるようになって，徐々にわかってきたことです．一般に，C型肝炎では，線維化ステージが1段階上がるのに8年かかります（☞ **2.3.2**）．ウイルスが消失した後は，平均の話ですが，1段階を下がるのに4年かかると言われています．ざっくりと，このようなイメージは，インターフェロン時代のウイルス排除の観察から生まれたものです．「肝臓の線維化は不可逆的な過程ではない，原因が取れれば可逆的なのだ」これはC型肝炎における抗ウイルス治療が明らかにした1つの真実でした．

ただし，このようなイメージはインターフェロン治療が積極的に行われ，しかもウイルスを排除することができた比較的条件の良い患者さんの観察に基づくものです．「条件の良い患者さん」というのは，線維化の進行がまだ浅い患者さんという意味です．このような患者さんの場合は，線維化も複雑ではなく，このような現象がみられやすいのです．

一方，線維化も高度に進行した肝硬変では，組織の改築も起こっており，沈着した線維の成分も複雑化していると言われています．このような完成した線維化が，どこまでもとに復するのかということは，あまりはっきりとはわかっていません．また，近年は非代償性肝硬変の患者さんにおいてもウイルスが排除できる時代になりましたが，このような患者さんにおける線維化がどの程度可逆的であるかはまったくわかっていないのです．線維化も，あるところを超えると完全には戻らないのかもしれません．そういうポイント・オブ・ノーリターンがあるのではないかと考えられています．

5.3.2　肝不全

　次に，肝臓の機能について考えてみましょう．先ほどもお話ししましたが，最近は，非代償期の肝硬変に対してもDAA治療が行われるようになりました．非代償期というのは，肝不全の症状が出ている肝硬変です．血液検査では，合成能の低下，分解能の低下，それに基づく腹水や時に脳症がみられるような患者さんです．非代償期の肝硬変であっても，それに至らない段階の肝硬変であっても，ウイルスの排除は肝臓の合成能を比較的早い時期から改善することがわかってきました．血清アルブミン値などは，治療終了時において治療前より改善している例をよく経験します．一方，臨床的に問題になる肝不全の症候，すなわち腹水や脳症は，合成能ほど急には良くならないこともわかっています．もちろん，腹水や脳症を含めたチャイルド–ピュー分類のクラスは全体としてみるとたくさんの患者さんで良い方向に進んでいくのですが，それは，合成能に比べるとゆっくりであるということです．また，それがどこまで戻るのかということも，今問われている重要な問題であるということになります．

5.3.3　門脈圧亢進症

　門脈圧亢進症はどうでしょうか．肝臓が硬くなるのが止まったら，必ず門脈血流は良くなるのでしょうか．そして，静脈瘤や側副血行路は閉じて，本当に肝臓に血流が戻ってくるのでしょうか．話はそんなに簡単ではなさそうです．門脈圧亢進症は，肝臓が硬くなるから，圧力が上がって，血液がわき道にそれて流れるようになる，それが静脈瘤や側副血行路である，第2章でそのような説明をしました．そうであれば，原因である硬さが取れれば良くなるはずなのですが，実は，そうとも限らないのです．皆さんが健康診断の時に心配されているかもしれない血圧でも同じなのですが，次のようなことを考えてみましょう．細い管の中を液体が流れている場合を考えます．その時の圧力というのは，単純には管の抵抗（流れにくさのことです）と水の量で決まります．抵抗の大きな管を通る時は圧力が高くなりますし，同じ管を流れるのならば流す水の量が多いほうが圧力は上がります．門脈圧は，門脈系の抵抗を決める肝臓内の類洞（毛細血管のことです）の抵抗と門脈血流量で決まります．

　門脈血流量については，門脈圧亢進症では脾臓が大きくなっていることから，正常より増えていると考えられています．門脈圧亢進症の治療として，β ブロッ

カー（遮断薬）という血圧を下げる薬を処方することがありますが，これは血圧を下げて門脈の血流を減らすことを目的にしています．また，時に門脈圧を下げるために脾動脈を塞栓することがありますが，これも脾臓のサイズを小さくして，門脈血流量を低下させることを目的にしています．

さて，もう1つが肝臓の類洞の抵抗です．これには，いくつかの要因があります．1つは，肝硬変になり再生結節ができると，肝臓の組織内圧が上がります．もう1つは，ディッセ腔（毛細血管である類洞と肝細胞の間の隙間のこと）にいる星細胞の収縮により類洞内皮細胞が締めつけられて抵抗が上がります．さらに，門脈に血栓ができることにより，やはり門脈の抵抗は高くなります．このような複合的な要因により，門脈圧は亢進すると考えられるのです．このように考えると，「門脈圧が高い」というのは，単純に肝臓が硬いからではありません．線維化が進めば（線維の量が増えれば），このような抵抗の上昇が起きやすくなるので，線維化と門脈圧亢進は一見パラレルに動くように見えるのです．肝臓の線維がたとえ少々解けたとしても，門脈圧亢進の原因がとれたかどうかわからないのです．

実際に，肝硬変の患者さんを対象にして，DAA治療によりウイルスを排除した前後で門脈圧を測定した報告がいくつかあります．それによると，DAAでウイルスを排除すると，全体ではやはり門脈圧は低下していきます．しかし，この低下は治療前の門脈圧の程度により様々です．ベースラインの門脈圧が低い患者さんは，おしなべて治療後に門脈圧が低下します．ところが，ベースラインの門脈圧が高い患者さんは，確かに治療後に低下する患者さんもいるのですが，良くならない患者さん，そしてむしろ悪化する患者さんがいることがわかってきました．

5.3.4　門脈循環と肝機能

門脈圧亢進症がある患者さんでは，ウイルスが消えても肝臓の機能が低下していくということがあります．肝臓の機能は肝炎が治まれば良くなる，線維の量が減れば良くなる，それはそうですが，それ以外の要因もあるのです．門脈血流です．もともと，肝臓の流入血液量の70％は門脈です．これが減ると，それだけで肝臓の機能は下がります．門脈圧亢進によりシャント血流（☞**コラム6**）が増えると，門脈から肝臓に入る血流は減るので，肝臓は困るわけです．ウイルスが消えても，必ずしもシャントが閉じるわけではなく，時にはますますそちらに血液が奪われるような現象も起こります．そうすると肝臓の機能は低下し，実際に

肝臓のサイズは小さくなっていくのです.

「線維化, 肝不全, 門脈圧亢進, これらは肝臓の病気の進展とともに一斉亢進しているから, 肝炎が治まればすべてが立ち止まり, そしてやがて逆向きの一斉亢進が始まる」そのようなイメージがあるかもしれませんが, なかなかそのようにはなりません. そのような事実も, 進行したC型肝炎の患者さんからウイルスが排除できるようになって, 初めて明らかになってきたことなのです.

5.3.5　肝癌

癌は, 遺伝子に多段階的な異常が集積し, 細胞の異常増殖が起こり, そして臨床的に認識されるようになります. ヒトの肝癌では, *TERT*, *p53*, βカテニンなどの遺伝子に高頻度に変異がみられることが知られています(☞**コラム23**). また, 遺伝子が直接書き換えられるのではないのですが, エピゲノム異常も癌の原因になります. 癌というのは, 一般に1つの遺伝子異常で起こるものではなく, 多くの遺伝子異常が積み重なって臨床的に問題になる大きな腫瘍になっていきます.

さて, DAAでウイルスを排除したらどうなるのでしょうか. 先ほどのような遺伝子の異常は, ウイルス感染に伴う炎症の結果起こってくると考えられます. したがって, ウイルスが排除され, 炎症が治まれば, 新規の遺伝子変異やエピゲノム修飾は起こらなくなると考えられます. しかし, 変異した遺伝子は細胞が増殖する際に受け継がれるので, DAA治療によりウイルスが排除され, 炎症が治まったとしても, それまでに生じた遺伝子変異はもとには戻りません. エピゲノムの異常は, ゲノムが書き換えられていないので, もとに戻る可能性はあるのですが, どの程度の可逆性を示すかは十分にはわかっていません.

肝臓の癌というのは, 径2センチメートル[cm]になるとはっきり診断できるようになります. 径1 cmくらいだと癌か前癌病変か区別しにくいこともありますが, 何とかCTやMRIで検出できるようになります. 肝臓は生体内で最大の臓器の1つで(もう1つ同じくらいのサイズの臓器が脳です), 男性で1500グラム[g], 女性で1200 gくらいあります. 仮に1000 gとすると, 比重を1として, 10立方センチメートル[cm^3]の体積になりますね. CTやMRIは, このなかで1 cm^{3}の大きさのものも見つけるというのですから, 1000分の1, 大した精度だと思います. さて, 1つの癌細胞がこのようなサイズの腫瘍になるのにどのくらいの時間がかかると思われるでしょうか. このような推計があります. 肝細胞の大きさは

20マイクロメートル[μm]（1μmは1ミリメートル[mm]の1000分の1です）くらいですから，仮に径10μm，すなわち100分の1mmとしておきましょう．径が1cm，すなわち10mmの腫瘍になるには，1000倍にならなければなりませんね．これは長さですから，体積にするとこの3乗になります．1000倍の1000倍の1000倍です．これはなんと10億倍になります．単純に考えると，1つの細胞が10億個になって，ようやくCTで見つけることができるということになります．

腫瘍がどのくらいのスピードで大きくなるかについてはダブリングタイム（doubling time）という考え方があります．これは，たとえば1人の患者さんで，治療を挟むことなく撮影した肝癌のCT画像が2枚あるとします．一般に皆さんが病院などで見るCT画像は平面画像ですが，これから長径と短径を測定し，これをもとに仮想的な立体として体積を計算することができます．大きいほうの腫瘍のサイズを小さいほうの腫瘍のサイズで割ると，この期間に何倍大きくなったかがわかります．ここで，腫瘍は一定時間内に倍々で大きくなるという仮定を入れると，腫瘍の体積が2倍になるのに必要な時間が計算できます．これをダブリングタイムと呼んでいます．肝癌のダブリングタイムはどれくらいか，これは昔から計測されているのですが，患者さんごとに，あるいは1人の患者さんでも腫瘍ごとに結構ばらつきがあります．ここでは，代表値として平均的な60日としましょう．そうすると，1個の細胞が10億倍になるのに次のように計算できます．倍々ですから，1，2，4，8，16，32，64，128，256，512，1024…10回で大体1000倍ですね．20回で100万倍，30回で10億倍になります．したがって，60日に30回をかけて1800日，すなわち5年くらいになるのです．

なぜ，このような話をしたかわかりますね．今，1cmの腫瘍を診断したとしたら，そのもとになる細胞は5年前に存在したことになるのです．5年前にある細胞に遺伝子の異常が起こり，癌への道を歩き出したとしたら5年たってようやく臨床的に診断できる癌になるのです．したがって，ウイルスが消えた時に，既に癌化した細胞が存在していたとすれば，それが5年間の間に出てくる可能性があるのです．ウイルスが消えたからといって，肝癌のリスクがゼロになるわけではないというのは，このような簡単な思考実験でも明らかなのです．

もちろん，先ほどの5年というのは，あくまでも机上の話です．そもそも，ある一定時間内に倍々で大きくなると仮定しましたが，癌の増殖はたぶんこのような規則正しいものではありません．最初はゆっくり増殖し，徐々にそのスピード

は上がってくるかもしれません．そうだとすると，ダブリングタイムは計測できるサイズの腫瘍で計算していますから，癌細胞の起点はもっと古い時期にまで遡ります．また，逆に，1個の細胞が遺伝子で癌に決定づけられたら，後は順調に育つだけというような表現をしましたが，たぶんこれも間違っているでしょう．癌に方向づけられた細胞は，おそらく初期には生体側のT細胞やNK細胞などの免疫監視機構で除去されている可能性があります．癌細胞の立場で考えると，いつもそんな順風満帆な将来を約束されているわけではないのです．

　しかし，ざっくりこの5年という話は，色々な示唆を与えてくれます．たとえばインターフェロン治療後のウイルス排除後の患者さんの観察から，5年で累積3％程度の発癌が報告されています．この発癌率は，5年以降徐々に低下していきます．また，最初の5年間はベースラインの線維化が発癌のリスクとして重要なのですが，それ以降になると，線維化ではなく糖尿病や飲酒などその他の因子の影響が強くなります．これは，肝臓の線維化の量に規定される癌の芽による発癌が，5年程度でようやく終息して，それ以降はそれ以外の代謝要因などの発癌機構で出てきた癌の芽による発癌を見ているのかもしれません．残念ながら，DAA治療によりウイルスが排除された後に，5年以上経つと発癌率が徐々に下がってくるかどうかはわかっていません．まだDAA治療が行われるようになってそれほど時間が経ってないからです．肝臓の線維化と発癌率は密接に関連しています．DAAでウイルスが消えた患者さんは，インターフェロン治療の時代に比べて線維化が進んでいますので，発癌率が下がるにはもっと長い年月がいるのかもしれません．

　既に変異の入った遺伝子は元に戻らない，1つの癌細胞が目に見える癌になるのに5年の歳月がかかる，このように考えると，ウイルスが消えた翌日からもう癌が出てこないなどということが起こるはずはないことがよくわかります．また，肝癌は多中心性にも，異時的にも多発するという話をしました（☞**コラム19**）．これは次のような理由です．先ほど，1000分の1のサイズの癌の話をしました．肝臓のサイズはその10億倍ですから，10億の10億倍の細胞があります．このなかのいくつかが癌になると，それはどこにできてもおかしくないのがよくわかるのではないでしょうか．臓器の炎症発癌がやっかいなのは，どこでも実は同じことが起こっている，あるいは起こりうるということなのです．

　一般に，DAA治療後の発癌率は，インターフェロン治療の発癌率よりも高い

ことが知られています．当初，DAAはインターフェロンほど癌を抑制しないのではないかと心配されたこともあります．これは，インターフェロンは抗腫瘍活性があるので，先ほどの癌の芽のようなものをある程度除去しているけれども，DAAはそのような作用がないので，インターフェロンよりもウイルス排除後の肝癌の発生が減らないのではないかと考えられたためです．しかし，結果はそうではないようです．確かに，インターフェロン治療時代にウイルスが排除された患者さんに比べると，DAA治療時代にウイルスが排除された患者さんからの発癌は明らかに高くなっています．前者が，5年の累積で3％程度，後者の場合は2年の累積でその程度の頻度に既になっています．DAA治療が行われるようになって，まだ日が浅いので5年の累積がどの程度になるかはわかりませんが，かなり高くなるのは間違いないです．しかし，これは患者さんの背景によるもので，DAA治療の時代には，高齢の患者さんのほか，肝臓の線維化が進行している患者さんからもウイルス排除が高率に得られています．このような患者さんの背景を一致させると，両者の間には発癌を抑制する作用に差はないようです．

コラム23　肝癌の遺伝子異常

　「癌は遺伝子の病気である」ということをお聞きになったことがあるかもしれません．遺伝子異常というのは，DNAの塩基配列の書き換えということです．DNAは，鋳型と同じものを複製するようにできてはいるのですが，様々な環境的な要因により，複製の際に間違いが起こります．この間違いが，癌を起こすような遺伝子や，癌を抑制しているような遺伝子に起こると細胞は癌化します．多くの場合は，1つ2つの遺伝子異常ではなく，何カ所も遺伝子異常が起こって初めて癌化します．それから，遺伝子異常というのは，塩基の書き換えだけではなく，塩基配列は変わっていないのに，塩基の周囲の分子が修飾されることによっても同じようなことが起こることがあります．これをエピゲノム異常と呼んでいます．

　肝癌でどのような遺伝子異常があるのかということの全体像が，2010年代の半ばに明らかになりました．多くの癌で，そのゲノムを網羅的に明らかにするというヒトゲノムプロジェクトが2010年代に国際共同プロジェクトとして推進されました．その一環として，肝癌も500例以上の癌でゲノムが解析されたのです（ゲノムというのは生物がもっているすべての遺伝子セットという意味で，ヒトでは30億の塩基対からなる遺伝情報のことです）．肝癌は日本で多いということもあって，このプロジェクトは日本が主導し，日本人の患者さ

んで調べられました．肝癌で検出された遺伝子異常は1万以上にのぼりますが，この中で統計学的に意味があるとされた遺伝子異常が20近くありました（それ以外のものは統計学的な限界から，意味があるのかないのか，この方法では決定することができません）．この中には，昔から肝癌で異常があることが知られていた遺伝子もありましたが，新たに見つかったものもあります．多いものからいくつか紹介すると，*TERT* のプロモーター*1 変異，*p53* の変異，βカテニンの変異，*ARID* の変異などです．細胞は，増殖する際に，染色体の末端部（テロメアと言います）にどうしても複製できない部分が残り，少しずつDNAが短くなります．TERTは，このテロメアの短縮を回避する酵素であるテロメラーゼの構成タンパク質です．肝癌では，*TERT* 遺伝子のプロモーターに高頻度に変異が入っており，TERTの発現が上昇しています．これにより細胞が無制限に増えることができる条件を付与していると言えます．*p53* というのは，最も有名な「癌抑制遺伝子」です．*p53* は，細胞に遺伝子異常が起こった時に，それを修復したり細胞の増殖を止めたり，あるいは細胞死を誘導したりして，癌にならないようにしています．このような機能から，「ゲノムの守護神」と呼ばれることもあります．*p53* に変異が入ると，この機能が傷害されますから，癌が発生しやすくなるのです．βカテニンというのはWnt経路（細胞の増殖や分化を抑制するシグナル伝達経路）の構成タンパクで，変異により安定化して細胞が増殖する方向に働きます．ARIDはエピゲノム修飾に関連するタンパク質で，その遺伝子異常はエピゲノム修飾に変調をきたします．肝癌は，1つの遺伝子異常でできあがるものではなく，このような異常が積み重なって臨床的に問題になる大きな腫瘍になっていくのです．

　TERT の変異で興味深いのは，B型肝癌とC型肝癌では，遺伝子異常の入り方が違うということです．C型では *TERT* プロモーターの変異の頻度が高いのですが，B型ではこれが少ないのです．その代わりに，B型ではウイルス遺伝子の一部が *TERT* のプロモーター領域に高率に組み込まれています．C型肝炎ウイルスはRNAウイルス，B型肝炎ウイルスはDNAウイルス，したがってB型肝炎ウイルスの遺伝子は，私たちの遺伝子（もちろんDNAです）に紛れ込んでしまうことがあるのです．B型では，おそらく組み込みが起こるので *TERT* プロモーター変異を必要としないのだと考えられます．このことは，肝癌では（原因はともあれ）*TERT* の遺伝子異常が起こることが癌発生の上で重要なステップであることを意味しています．

＊1　プロモーター：DNA から RNA への合成が開始される（転写される）際に制御を行う遺伝子の領域（上流）

5.3.6 線維化と発癌

癌が発生するには，癌の微小環境が重要です．肝癌は線維化した肝臓に出てきやすいのですが，この線維化が単に同時に存在するものなのか，あるいは発癌や癌の進展の原因になっているかは議論があるところです．癌の間質細胞（血球細胞，線維芽細胞，血管内皮細胞）は，癌の増殖に寄与しているとするデータが出てきており，癌に微小環境があることが，遺伝子の異常とは別に癌が生存したり増殖したりするのに重要であると考えられるようになってきています．また，線維の存在自体も癌が増殖する際の足場になっているという考え方もあります．ウイルスが排除されても，このような微小環境は残っているという視点も重要です．

肝癌の領域にもいくつかの分子制御治療薬が出てきており，第3章で少し触れました．このような薬剤が，肝癌の増殖や生存だけを標的にしているわけではないというのも興味深い事実です．たとえば，すでに肝癌で使われているソラフェニブやレンバチニブ，レゴラフェニブ，カボザンチニブなどのチロシンキナーゼ阻害薬は，肝癌細胞の増殖に関わるシグナルを阻害しますが，同時に肝癌細胞や線維芽細胞などが産生する血管内皮細胞に対する増殖因子の働きを阻害して効果を示します．ラムシルマブやベバシズマブという抗体薬は，まさにそこを特異的にブロックする薬剤です．また，免疫チェックポイント阻害薬アテゾリズマブは，癌が免疫細胞から攻撃されるのを逃れているところをブロックする薬剤です．免疫チェックポイント機構の発見は，2018年にノーベル賞を受賞した本庶佑博士らの輝かしい成果ですが，肝癌でもこのステップを標的にした薬剤が臨床で使われるようになっています．

5.3.7 肝移植とDAA治療

日本の肝移植の年間実施数は，近年400例台で推移しています．うち約50例が生体肝移植，残りが脳死肝移植です．米国では8000例近く，お隣の韓国でも1500例近く実施されていますから，日本は肝移植の実施数が少ない国になっています．また，肝移植は急性肝不全などに対しても実施されていますから，非代償性肝硬変を対象にした実施数はこれよりも少ない数になります．また，日本では，C型非代償性肝硬変の患者さんが高齢で，移植適応の年齢から外れているということもあり，C型非代償性肝硬変に対して移植治療が選択されることが，米国ほど多くはありません．一方，海外ではC型非代償性肝硬変に対する根本治療

として，DAA治療と肝移植という2つの方法があることになりますから，どちらを選択するのが良いかという議論が重要になります．非代償性肝硬変を，軽度，中等度，重度の3段階に分けると，一般には，重度であれば即移植，中等度であればDAA治療をして次に移植，軽度であればDAA治療をして移植待機リストを外れればそれでよし，とする考え方です．状況が許せば，DAA治療するのは，通常であれば必発である移植後のC型肝炎の再感染を避けるためです．一方，たとえ初期であっても，DAA治療によるウイルス排除が非代償性肝硬変に伴う種々の問題をすぐに解決するわけではありませんから，そのような患者さんが移植の待機リストから外れることが不公平ではないかということが議論されています．もちろん，移植は術中術後の合併症もあり，極めて侵襲の高い治療です．臓器という社会的なリソースの問題もあります．そのような中でも，DAA治療よりも肝移植を好むという傾向もあるのです．少し，寄り道をしたかもしれませんが，非常に進行した肝疾患は，たとえDAA治療をしたとしても，すぐに何もかもが解決するわけではないということを説明したくて，お話ししました．

コラム24 肝移植

　臓器移植は，臓器不全に対する究極の治療です．肝臓の場合は，肝不全の患者さんに人間の正常な肝臓の一部（あるいは全部）を移植することにより，元の肝臓の状態に戻すことができます．他人の肝臓を植えるわけですから，免疫抑制治療などを継続的に行わなければなりませんが，移植後6カ月以内に約20％で発生する様々な合併症を乗り越えると，その後は長期に元気に暮らしていくことができます．

　肝臓をもらう側をレシピエント（患者さんのほうです），肝臓をあげるほうをドナーと言いますが，ドナーには2種類あります．1つは，レシピエントと血縁関係・親族関係にある健康な成人から肝臓を貰う場合，もう1つは臓器提供の意思をもった方が亡くなった時に貰う場合です．前者からの移植を生体肝移植，後者からの移植を脳死肝移植と呼んでいます．生体肝移植の場合は，健康な方から肝臓の一部を取り出して移植し，死体肝移植の場合は一般的には肝臓の全部を移植します．生体肝移植の場合，なぜドナーから一部の肝臓を取り出してもよいのでしょうか，あるいは，なぜ一部の移植した小さな肝臓で，そもそもレシピエントの肝臓の機能が代替できるのでしょうか．これは，第1章で紹介したように，肝臓に豊富な予備能があって，旺盛な再生力があるためです．

5.4　C 型肝炎は撲滅できるか

　C 型肝炎ウイルスがいなくなる——そんな時代が来るのでしょうか．ぜひ来て
ほしいと思っています．このような目標を達成する上で障害になるかもしれない
のは，①治療へのアクセスの問題，②耐性ウイルスの問題，③再感染の問題です．

　C 型肝炎に対する DAA 治療薬は，非常に高額であることが話題になりました．
核酸型ポリメラーゼ阻害薬は米国のベンチャー企業が開発していたのですが，大
きな製薬会社がこれを 1 兆円で買ったことが話題になりました．もちろん，買収
の当時は初期の臨床試験が終わっていただけで，1 兆円の値打ちが本当にあるの
かどうか必ずしもわからなかったのですが，実際にこれは 1 兆円以上の価値があ
りました．買収した企業は，大規模な臨床試験を実施し，核酸型ポリメラーゼ阻
害薬が C 型肝炎治療の中でも特筆すべき DAA であることが明らかになりました．
抗ウイルス効果が高く，耐性ウイルスの出現頻度が低く，腎排泄性で肝障害の懸
念が少ない，そして核酸型ポリメラーゼ阻害薬として臨床開発に成功した唯一の
例になったからです．しかし，この薬は当初米国で発売された時に，12 週間の
治療で約 1000 万円の薬剤費がかかりました．その後，薬剤費は年々低下してい
ますが，やはり高額であることには変わりありません．幸い，日本では「肝炎治
療医療費助成制度」があり，少ない負担で患者さんの手に届くようになっていま
す（☞ **2.3.4**）．しかし，世界中でみれば，このような環境が整備されているわ
けではありません．また，そもそも自分が C 型肝炎であるかどうかを検査してい
ない人もたくさんいますし，検査してわかっていても，なんとなく億劫で治療を
受けない，あるいは医療機関にアクセスできない人もいます．そういう意味では，
ウイルス撲滅への道は結構遠いのです．

　次に耐性ウイルスの問題です．P32 欠損という超難治性ウイルスがいるという
話をしました．DAA 治療により新たに作り出されたウイルスです．DAA には 3
つのクラスしかありません．この中で最も汎用される NS5A 阻害薬のすべてに高
度耐性をもつのです．残りの 2 つのクラスの DAA，あるいはリバビリンを組み
合わせて丁寧に治療するしか，私たちには対抗のすべがありません．また，いわ
ゆる耐性ウイルスという言葉の範疇には入りませんが，遺伝子型 3 型の C 型肝炎
ウイルスは DAA 治療に反応しにくいことが知られています．幸い，日本では稀
な遺伝子型なのですが，世界全体でみると大きな問題で，近くの東南アジアでも

比較的よくみられる遺伝子型です．

　最後に，再感染の問題です．C型肝炎にはどうも中和抗体（☞ **2.1.1**）という
ものがないようです．B型肝炎ではウイルスの増殖が低下してくると出てくる
HBs抗体が中和抗体になっています．この抗体が陽性だと，次にB型肝炎ウイル
スに感染することはありません．これを利用してHBs抗原を接種して，B型肝炎
の感染予防が行われています．日本では1986年から「B型肝炎母子感染防止事業」
が実施され，2016年から乳児期の定期接種が始まっています．一方，C型肝炎では，
1回治ったとしても，2回目の感染があります．日本は衛生環境が良く，また健
康に対する意識も高いことも関係していると思いますが，C型肝炎の新規感染自
体が稀です．しかしながら，DAA治療でウイルスが排除されたにもかかわらず，
覚せい剤の使用等で汚染した針を介してC型肝炎が再感染する事例も報告されて
います．一方，世界ではこのようなケースが結構あることが報告されており，こ
れだと何のためにウイルスを排除しているかわかりません．また，DAA治療を
繰り返すたびに耐性度の高いウイルスが残っていき，これが感染源として広がっ
ていきます．このようなウイルスが蔓延すると困ったことになります．

　世界保健機関（WHO）は，現在，C型肝炎ウイルスの感染者は世界で7000万
人，毎年58万人がこれにより死亡していると推計しています．死因は，非代償
性肝硬変，肝癌によるものです．感染者数はC型肝炎が発見された当時よりも減っ
てきています．これは，新たな感染防御と，有効な抗ウイルス治療の普及による
ものです．一方，無視できない数の新規感染が発生していることも指摘しており，
大きな問題です．

5.5 感染症と肝疾患

　さて最後に，「感染症」としてのC型肝炎の話を離れて，「肝疾患」としてのC
型肝炎のお話をします．C型肝炎は，肝臓に炎症が起こり，徐々に線維化が進行
し，癌を発生する疾患です．C型肝炎ウイルスを排除すると，その原因が取り除
かれますから，肝臓は沈静化します．しかし，沈着した線維はすぐには消失しま
せん．また，発癌リスクも同様です．

　肝臓の線維化は，炎症によって引き起こされる線維の産生とその分解のバラン
スが，前者が後者に勝ることで起こってきます．肝炎が沈静化すると線維の産生

が減弱するので，ゆっくりですが線維は溶けてきます．臨床的にも，DAAでウイルスが排除されると，経時的に線維が少なくなることが少数の生検例で報告されています．肝臓の機能も回復してきます．最も顕著にみられるのがアルブミン合成の回復です（☞**コラム1**）．コレステロールなども増えてくることが知られています．しかし，できてしまった門脈圧亢進症は，それほど簡単には元に戻りません．ウイルス排除後でも食道静脈瘤が悪化することがありますから要注意です．

　肝癌については，ウイルスがいたままの状態に比べるとそのリスクは下がりますが，決してなくなるわけではありません．臨床的には検出できない，癌の芽がすでにできていることもあります．また，エピゲノム変化もしばらくは残存するようです．癌の発生については，特に線維化が進行してからウイルスを排除した場合には，その前と同様の定期的なチェックが必要です．国は「ウイルス性肝炎患者等の重症化予防推進事業」を推進しており，地方自治体によっては，経過観察にかかる医療費を助成している場合があります（☞**2.3.4**）．

　多くの患者さんをみていると，ウイルスが消えてしまうと安心をして，定期的な受診から足が遠のく方がいらっしゃいます．そして，ずいぶん経ってから体調が悪くなり，思いのほか大きな肝癌が発見される場合があります．このような患者さんの場合は，たぶんウイルスを排除しなければ，きっちりとした経過観察がされていたでしょうから，小さな肝癌で見つかっていたはずです．ウイルスを排除したことが，その患者さんの予後を結局狭めてしまったのではないか，そんな残念なこともあるのです．"感染症"としての治癒と"肝疾患"としての治癒は異なること，特に肝疾患が進展してからの肝疾患の治癒は容易でないことを頭に入れておいて欲しいと思います．

6.1　C型肝炎発見前夜を振り返る

　少し個人的な思いを書かせていただきます．私が大学を卒業して医者になったのは，1980年代半ばのことです．C型肝炎という疾患概念がなく，原因のわからない慢性肝炎が大きく横たわっている時代でした．

6.1.1　外来と病棟の風景

　外来には，お酒をそれほど飲むわけでもない，過去に輸血歴があるわけでもない，しかし肝機能検査成績，当時はGOT，GPTと言っていましたが（AST，ALTのことです），これらが上がったり下がったりする患者さんがたくさんいらっしゃいました．原因がわからないので，根本的な治療はありませんでした．また，そのような患者さんの予後がどのようなものなのかということも判然としていませんでした．治療の目標は，何とかGOT，GPTを低めにコントロールしておくことでした．禁酒の指導をしました．肝臓に良いとされる薬も使いました．少しGPTが良い方向に向かうこともありますが，まったく逆向きに悪くなることもありました．

　病棟でも，原因のわからない肝疾患の患者さんが多くいました．内科病棟だけではありません，他の病棟にもです．たとえば，整形外科病棟に入院中の若い患者さんで，交通事故で骨折し，手術もうまくいき，そろそろ退院という時期に，GOT，GPTが上がってくることがあります．手術の際に輸血が必要でした．黄疸が出ているわけでもなく，患者さんは元気ですが，GOT値，GPT値だけが高いのです．タイミング的には，明らかに輸血後肝炎です．ある程度のレベルに数値を下げなければ退院できません．整形外科の先生がするべきこと，手術やリハビリは終わっていますので，「肝臓の検査の異常だから」ということで，内科医が整形外科の病棟に呼ばれるわけです．まずやるべきことは，安静を守ること，

そして栄養やビタミン剤の点滴です．しばらくしてGOTやGPTが下がればよいのですが，芳しくなければ強力ネオミノファーゲンシー®という薬を何アンプルか毎日静脈注射します（☞コラム21）．これは結構効果があります．急にやめるとよくないので，2日に1回にし，アンプル数を減らしていきます．下がっている数字が上がらないように，ゆっくりと減らしていくのです．注射をやめても，数字が上がらなければ，退院です．「さあ，確認の最後の検査」という時に，数字がはね上がります．担当医の私も，そして何よりもその若い患者さんが，がっくりします．退院できると思っていたのに，できなくなってしまったのです．こんな患者さんが，病院内にたくさんいました．輸血後の，たぶんウイルスによる肝炎なのだろうけど，なぜ肝炎の数字が上がったり下がったりするのかわからない．ある患者さんは，順調に下がって，比較的手がかからず喜んで退院していくのに，なかなか退院できない患者さんもいます．その差が何なのかもよくわからないのです．この若い患者さんのケースは，ALTが上がり下がりしていますから，明らかに持続性のC型肝炎になった例です．ALTが正常化して退院した患者さんのなかにも，第2章で述べたように，実はウイルス感染が持続していた患者さんも一定数はいらっしゃったでしょう．その後，その患者さんたちはどうされただろうとよく思います．ALTの異常があった患者さんは，その後ウイルス抗体検査を受けてC型慢性肝炎と診断され，適切な治療を受けられたでしょうか．ALTが異常でなかった患者さんも国の施策で行われている「ウイルス肝炎の節目検査」（40歳から70歳までの間で5歳きざみの年齢の人を対象に，地区町村が行う基本健康診査でB型とC型の肝炎検査を行うこと）を受けて，もし陽性であればC型肝炎の治療を受けていて欲しいと願っています．

6.1.2　食道静脈瘤の破裂とその治療

当時，輸血後の肝炎が後を絶たなかったこと，外来に原因が今ひとつはっきりしない慢性肝炎の患者さんがたくさんいらっしゃったこと以外に，肝硬変や肝癌の患者さんも年々増加していました．当時，肝硬変の死因の主要なものに「食道静脈瘤の破裂」がありました（☞コラム6）．食道静脈瘤は，破裂すると突然多量の出血を起こし，吐下血をきたします．胃潰瘍の出血は黒い血を吐くこともあるのですが，食道静脈瘤の場合は赤い鮮血であることが特徴です．一時に大量の出血を起こすと，出血性ショック，すなわち循環する血液量が枯渇して心臓が空

打ちするような状態になります．命に関わる状態です．多くの患者さんが昼夜を問わず吐血で担ぎ込まれ，内視鏡を使って緊急止血を行っていました．その後，内視鏡治療は，出血したものを止めるということから，できるだけ早く危険な静脈瘤を診断して，予防的に血管の処置をするという方向になり，血を吐いて受診する患者さんをみることは少なくなりました．

静脈瘤の治療というのは，昔は食道を胃の上部で切り離すという外科治療を行っていましたが，現在は外科治療が行われることはまずありません．内視鏡的に治療されます．内視鏡的な静脈瘤の治療には，内視鏡的硬化療法と内視鏡的静脈瘤結紮術があります．前者は，内視鏡で静脈瘤を見ながら静脈瘤に針を刺し，硬化剤という薬剤を注入して静脈瘤を血栓化させる方法です．後者は，静脈瘤をバンドで括って，やはり血流を止めて血栓化する方法です．緊急止血時には前者を使うことが多く，予防的には両者を使い分けます．また，静脈瘤は食道だけでなく，その下の胃の上部にできることがあります．胃静脈瘤は内視鏡的に処置することが難しく，血管内カテーテルを用いて血栓化する治療が行われます．

6.1.3 急増する肝癌

1980 年代から1990 年代にかけては，日本で肝癌による死亡が急増していた時代です．当時，欧米ではまだこのような状況ではなかったのですが，20 年ほど遅れて海外でも同じことが起こっており（☞ **3.4**），肝炎・肝癌対策は地球規模での大きな問題になっているのです．現在の日本では（残念ながら「世界の」とは言えないのが現状です），ウイルス性の肝癌は早期に診断されることが多く，これらに対してラジオ波焼灼治療などが行われます．しかし，当時は大きな肝癌を抱えて来院される患者さんがとても多かったのです．それから，「肝癌の破裂」も多かった．肝硬変の患者さんで突然ふらふらしだすと，肝性脳症や低血糖でなければ，それは貧血のサインです．肝硬変の患者さんが，突然貧血を起こしたら，誰もが考えるのは「食道静脈瘤の破裂」なのですが，もう1 つは「肝癌の腹腔内破裂」です．腹腔穿刺すると赤い血が返ってきます．当時，このような大きな肝癌や肝癌の腹腔内破裂に対して，肝動脈塞栓術がよく行われていました．私も週に2 回，緊急例も含めると3 回くらいこの放射線科的な治療を行っていました．

6.1.4 疾患アイデンティティーとバイオマーカー

このように，当時のことを思い出すと，外来でも病棟でも，原因のわからない肝疾患の患者さんが山のようにいました．そもそも，病名も曖昧なのでその数もよくわかりません．また，原因がわからないだけではなく，そもそもそのような患者さんが，今後どのようになるのか，何年後に病気がどのように変化するのか，肝硬変になるのか，肝癌になるのか，予想がつかなかったのです．原因がわからないということは，その治療法がないということだけではなく，疾患として明確なアイデンティティーが希薄になるということを意味しています．

また，肝癌を早く見つけるということも，リスクのある患者さんを絞り込んでおけばこれが可能になります．ウイルス抗体陽性あるいはウイルスRNA陽性を確認することができるようになれば，それが容易になります．C型肝炎ウイルスのマーカーが陽性であるということは，肝癌の発生リスクを40倍に上げると言われています．一般住民を対象に肝癌の検診をするとコストは膨大ですが，40倍危険な集団を対象に監視をすれば，肝癌を小さなうちに見つけることができるのです．その後の画像診断の機器の開発と性能の向上も重要でしたが，日本でこれだけ早く肝癌を診断できるようになったのは，C型肝炎ウイルスの抗体を手にしたということが圧倒的に重要でした．

6.2 現在の状況と今後の展開

C型肝炎が発見され，21世紀も最初の4半世紀の今の時代，肝臓の領域は，かなり視界が良好になったようにも思いますが，同じように大きな問題が横たわっています．非B非C肝疾患の問題です．

6.2.1 非A非Bから非B非Cへ

第2章で，日本の肝癌の原因が，1990年代には，70%がC型，15%がB型，残りの15%が非B非Cであったというお話をしました．2000年に入り20年を経過した現在，その疾病構造が大きく変化しています．C型肝炎の新規感染が激減し，また治療が急激に進歩したことから，C型の肝癌が減っています．統計にもよりますが，C型は初発肝癌の50%程度になっています．一方，B型の肝癌については，核酸アナログ治療の普及にもかかわらずあまり変化がなく15%程度です．これは，

C型ではウイルスが排除できるのですが，B型ではウイルスそのものを排除できないことが関係しています．ただし，1980年代半ばより母子感染の予防対策が行われており，若年者のB型肝癌は減少しています．残りの非B非Cは35％前後になっており，急増しています．統計によれば，C型と非B非Cがほぼ同数になっているとするものもあります．

　日本の肝癌の原因の半数近くが非B非Cになってきました．肝癌の原因がBとCで説明されていた時代から，BでもCでもない時代になってきたのです．これは肝硬変の背景疾患を見ても同じで，同様の疾病構造の変化がみられます．非B非Cは，大雑把には，アルコールによるものが3分の1，非アルコール性脂肪肝炎（nonalcoholic steatohepatitis：NASH）によるものが3分の1，その他が3分の1と推計されています．

6.2.2　非アルコール性脂肪肝炎（NASH，ナッシュ）

　非アルコール性脂肪肝炎は，日本で増えている疾患として，よく報道でも取り上げられますので，ご存じの方が多いと思います．

　従来，飲酒によらない脂肪肝は，良性の経過をたどるのではないかと考えられていました．肝硬変や肝癌などに進行することはなく，食生活を改善すればもとに戻るとされていたのです．しかし，1980年に，飲酒歴のない脂肪肝でも，一部の患者さんではアルコール性肝障害と類似した肝組織像が見られることが指摘されるようになりました．すなわち，アルコール性肝炎に特徴的な肝細胞の風船様変性や線維化がみられ，そのような患者さんでは進行性の経過をたどるというのです．

　現在，アルコール摂取歴のない患者さんにみられる脂肪肝を全体として，非アルコール性脂肪性肝疾患（nonalcoholic fatty liver disease：NAFLD，ナッフルディー）と呼んでいます．このなかの約10％は肝臓に炎症を伴う脂肪肝炎であり，これを非アルコール性脂肪肝炎（NASH）と呼ぶのです．NASHでないものは非アルコール性脂肪肝（nonalcoholic fatty liver：NAFL）とされ，これは良性の経過をたどるとされます．

　現在，国内での正確な患者数はわかっていませんが，人間ドックを受ける成人男子で，脂肪肝は30％程度でみられることから，推定で1000万〜2000万人のNAFLD患者さんが潜在していると言われています．この中でNASHは100万〜200万人にのぼると考えられています．

コラム 25　脂肪肝

　脂肪肝という病気は，最もポピュラーな肝疾患です．誰でも知っているという意味でも
ポピュラーですが，最も頻度が高いという意味でもポピュラーと言えます．健康診断のデー
タなどからは，日本人の2000万人程度が脂肪肝と言われています．脂肪肝の原因は，過食，
アルコール，糖尿病が3大原因です．

　脂肪肝は，肝臓に脂肪が溜まった状態です．もう少し正確に言うと，肝細胞に中性脂肪
が異常に蓄積した状態と言えます．中性脂肪を蓄積することに特化した細胞は，脂肪細胞で
す．これは，私たちの皮下脂肪や体表からは見えませんが，内臓脂肪の中に含まれています．
脂肪組織は，増えたり減ったりしているように見えますが，これは1つの脂肪細胞が蓄積す
る中性脂肪の量が増えたり減ったりしているためです．成人期以降，脂肪組織の中の脂肪細
胞の数は増えないと言われていますので，脂肪細胞が増えて太るのではなく，1つひとつの
脂肪細胞が脂肪を蓄積してサイズが大きくなることにより太るということになります．

　さて，肝細胞も数が増えるのではなく，細胞内に溜まる中性脂肪の量が増えて，サイズ
が大きくなります．脂肪肝になると，肝臓は全体として腫れてきます．色も黄色くなってき
ます．肝細胞は，様々な代謝をすることに特化した細胞です．決して中性脂肪を溜めるため
の細胞ではないのですが，肝臓の外から脂肪酸が過剰に流入したり，肝臓自身が脂肪酸を合
成したりすることにより中性脂肪が蓄積するのです．

　必要以上に栄養を取り過ぎると，私たちの体はこれを脂肪組織に中性脂肪として蓄えま

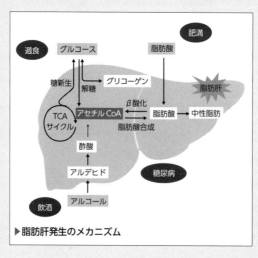

▶脂肪肝発生のメカニズム

す. 皮下脂肪が溜まってくると目に見える肥満です (洋ナシ型肥満). 内臓脂肪が溜まって
くると, おなか周りが大きくなっていき (リンゴ型肥満), これも肥満です. 最近では, 内
臓脂肪の蓄積が, 動脈硬化などに関わる, より悪い太り方であることもわかっています. 肝
臓は脂質代謝の旺盛な臓器ですが, 本来は脂肪の貯蔵器官ではありません. しかし, 栄養を
取り過ぎると, 脂肪組織から肝臓へ流入する脂肪酸量が増加し, 肝臓はこれを材料にして中
性脂肪を蓄積するようになります. また, 栄養の摂りすぎは血糖の上昇にもつながりますが,
この血糖を下げるために肝臓は糖を取り込みます. 取り込まれた糖は, グリコーゲン合成に
まわるとともに, 解糖系で代謝されて脂肪酸合成の材料 (アセチルCoAと言います) にな
り肝臓の中でも脂肪酸合成が亢進します.

このような貯蔵物質の合成には, 食後に膵臓から分泌されるホルモンであるインスリン
が重要な働きをしています. 生物は, 大抵は飢餓に曝されています. そのような条件の中で
どうやって生き抜いていくかということが大切で, 基本的には取り込んだ栄養素から効率的
にエネルギーを取り出すシステムが発達しています. ホルモンも, このような「異化」の方
向に働くものが多いのですが, インスリンは「同化」の方向に働く数少ないホルモンです.
飽食の時代にはインスリンは, 食事の後で血糖をせっせと筋肉や脂肪や肝臓に取り込ませ,
グリコーゲンや脂肪を合成して貯蔵するような情報を与えているのです.

このようなことを続けていると, 常にインスリンが過剰に産生されている状態になり, そ
のうちにインスリンに曝された色々な臓器が, それに反応する力を鈍らせ, 挙句の果てに膵
臓自身も枯渇してインスリンが産生できなくなります. このようなインスリン作用不全の
状態を「糖尿病」と呼んでいるのです. 栄養状態がよくインスリンが過剰に産生されると,
肝臓の脂肪合成が促進します. そして, インスリンの作用が弱くなると, 肝臓が血糖を取
り込まなくなるので, 血糖が上がってきます. ここで注意が必要なのは, インスリンが脂肪
合成を促進する作用は, 糖を取り込む作用ほどには障害されないということです. これを,
肝臓の「選択的なインスリン抵抗性」と呼んでいます. このような仕組みで, 糖尿病の患
者さんでは, 肝臓は糖を取り込めずに高血糖が続き, 脂肪の合成も止まることなく持続し,
脂肪肝が続くということになってしまいます.

アルコールを飲むとなぜ脂肪肝になるのかについては, 次の**コラム26**をご覧ください.
さて, このように, 過栄養・肥満, 糖尿病, 飲酒は脂肪肝の3大原因と言ってよいでしょう.
逆に, 脂肪肝と言われたら, このなかの3つのうち何か心当たりがないか考えなければなり
ません.

コラム26 アルコール性肝障害の話

　第1章で，アルコールの肝臓での代謝の話をしました（☞**コラム4**）．アルコールは，肝臓において2段階で代謝されます．1段階目がアルコール脱水素酵素（ADH）によるアセトアルデヒドへの代謝，2段階目がアルデヒド脱水素酵素（ALDH）による酢酸への代謝です．

　さて，このアルコールによる肝臓への影響ですが，まずアセトアルデヒドが肝細胞を傷害します．そして，それだけではなく，アルコールを常用していると脂肪肝になってきます．アルコールが酢酸まで変換される2段階の代謝は，酸化反応です．実は，脂肪酸からエネルギーを取り出す時も，酸化反応によって脂肪酸をだんだん短くしていって，最終的に酢酸とよく似た分子まで分解しています（アセチルCoAと言います）．アセチルCoAは，TCAサイクル（クエン酸回路）という一連の代謝過程により酸化され，エネルギーが取り出されます．酸化というのは，簡単には酸素を与える反応ですね．与えたほうは逆に還元されます．私たちは，絶えず肺で呼吸して，酸素を取り込み二酸化炭素を吐き出していますが，この取り込まれた酸素は，血流にのって体中の細胞に運ばれています．体中の細胞がこのTCAサイクルという代謝過程でエネルギーを取り出しているので，この酸素が必要なのです．呼吸を止めると苦しくなりますが，体中の細胞も，エネルギー供給が止まってしまいます．飲酒というのは，大量のエタノールを取り込む行為です．肝臓は，エタノールを処理するために，肝細胞の酸化的なシステムをフル回転しなければならなくなります．そうすると，その能力をエタノールの代謝に全部使ってしまうので，そもそも脂肪酸をアセチルCoAまで分解できなくなるのです．そうなると，溜まった脂肪酸は行き場を失って，中性脂肪を合成する方向に流れていくのです．

　さて，飲酒の肝臓に対する影響ですが，もちろん脂肪肝になるだけではありません．アセトアルデヒド自体が毒性をもっていて，肝細胞を傷害し，特徴的な形態の肝細胞死を引き起こします．細胞の形態を維持するタンパク質が傷害され，肝細胞が風船様に膨らんで死んでいきます．そうなると，細胞死や炎症細胞浸潤（白血球やリンパ球などの細胞が炎症の起こっている部位に集まってくる状態）が契機になって，肝臓に線維化が起こってきます．こうなると，アルコール性肝線維症と呼ばれます．これがさらに進展すると肝硬変になるわけです．もちろん，肝癌も発症するようになります．また，このような一連の過程で，アルコール性肝炎を発症してくることがあります．これは，慢性のアルコール性肝障害を背景に，大量飲酒を契機に発症する急性肝障害です．重症の場合は，禁酒しても改善せず，肝性脳症，肺炎，急性腎不全，消化管出血，敗血症などを合併し，致死的な経過をたどります．アルコール性

脂肪肝であれば，飲酒をやめれば元に戻ります．それ以外の病型，たとえば線維症や肝硬変でも，禁酒がまず大前提です．どこまで元に戻るかは，進行度次第ということになります．

6.2.3　現在の状況

　肝癌の成因としては，B型肝炎やC型肝炎が原因でもない，いわゆる非B非Cの肝癌の頻度が全国的に確実に増え続けています．先ほど，この中でアルコールによるものが3分の1，NASHが3分の1，その他が3分の1というお話をしました．もう少し正確には，次のようになります．

　NASHの診断は，肝臓に脂肪が溜まっている，組織を採ると脂肪とともに肝炎（肝細胞の異常です）と線維が存在する，そのような証拠のもとに診断されます．非B非C肝癌の中でこのように正確に診断されるNASHは，実は10分の1ほどです．これが3分の1ほどあるだろうと推定されるのは，非B非Cとされるなかで，そもそも原因不明というのが半分以上あって，そのなかにかなりの頻度でNASHが隠れていると考えられ，それを合わせると3分の1くらいになるということです．

　非B非Cの肝癌というのは，ウイルス性のものに比べるといくつかの特徴があります．まず年齢ですが，BはCに比べると若年での発癌が目立つのですが，非B非CはCと年齢はあまり変わりません．しかし，非B非Cはその他のものに比べ，糖尿病の合併率が高い，また高血圧を始めとしたメタボリックシンドロームの合併が高いという特徴があります．いずれも，NASHの存在を疑わせる要素です．また，太った患者さんも結構いらっしゃいますし，今はそうでもなくても，昔はかなり太っていたという患者さんもいます．NASHは，肝細胞に脂肪が蓄積していないと，そもそもそのように診断できないのですが，肝硬変になると，肝細胞に沈着していた脂肪がむしろ少なくなるという現象があります．これを"燃え尽きたNASH（burn-out NASH）"などと呼んでいます．そうなると，線維化や肝硬変があるだけでは，そもそもNASHの診断が難しくなるのです．このようなことを含めて，NASHだろうと合理的に推定できるものを加えると3分の1になるのです．

　さらに，このような問題もあります．NASHは非アルコール性ですから，アルコールは1日20グラム[g]未満（男性は30 g未満）という基準があります．逆に，60 g以上飲んでいて肝障害があれば，これはアルコール性肝障害です．でも，20 gと60 gの間はどうするのでしょうか．これはNASHとは言えないし，アル

コール性とも言いにくい．このような患者さんも原因不明のところに入っています．NASHもアルコール性肝障害も，食事や飲酒など生活に根差したことが要因になっています．このような，生活習慣病に基づく肝疾患は，今大変増えています．MAFLD（metabolic-associated fatty liver disease）と呼ぶ人もいます．

　このように考えると，脂肪肝炎という病気は，極めて多様であることがわかります．非アルコール性とアルコール性があるだけでなく，両者の中間のような病態もあります．中間というのは，1日40g程度の飲酒をして脂肪肝があるような場合です．また，糖尿病が主要な原因の脂肪肝炎も存在します．このような多様性のある疾患を一元的にまとめ上げる，あるいは峻別するバイオマーカーが出てくれば，疾患をよりよく理解できるようになるでしょう．

コラム27　バイオマーカー

　血液や組織に含まれるタンパク質や核酸などの生体内の物質で，健康や病気，病気の変化などに関係して，その指標となるものをバイオマーカーと呼んでいます．疾患があるかないか（診断），今後どのような経過をたどるか（予後），治療に反応するか，治療が効いているかどうかなど，医療の様々な場面で活躍する予測マーカーであると言えます．血液や組織の生体物質だけではなく，CTやMRIなどの画像情報も含めてバイオマーカーとして捉えることもあります．

　肝硬変は，肝臓の組織が線維で置き換わり，正常の構築を失った状態です．したがって，組織学的な情報がないと正確に診断することはできません．肝生検で肝臓の一部を採ってきて顕微鏡で調べることによって初めてわかるのです．一方，肝硬変になると，肝臓は萎縮したり，表面がデコボコしたりします．これはCTや超音波検査で観察することができます．CTや超音波検査でわかるほどの変化が来る前に，肝臓は肝硬変になっていることもありますが，少なくともこのようなことを指標にして，肝硬変であるかどうかを推定することはできます．また，超音波を使って肝臓の硬度を測定することもできます．肝硬変になると肝臓は硬くなります．たとえば剪断波*を使って肝臓を揺さぶると，波の伝わる速度が速くなるので，その速度を指標に肝硬度を測定することができます．肝硬度測定も1つのバイオマーカーと言えるでしょう．血液検査をすると，肝硬変になると血小板が少なくなります．また，

---

*　剪断波：粒子の振動方向と波の伝搬方向が直交している波

肝機能検査成績でALTよりもASTのほうが上昇してきます．このようなデータを組み合わせて，肝臓の線維化の程度を予測する式を作ることもできます．さらに，コラーゲン産生に関連するタンパク質を血中で測定することにより，これを線維化マーカーとして利用することもできます．

　このようなバイオマーカーと肝硬変の有無は一致することもありますが，乖離することもあります．バイオマーカーには，それぞれ感度と特異度があり（☞**コラム28**），それにより検査の有用性が決まります．

　バイオマーカーの候補としては，どのようなものがあるのでしょうか．血清中のタンパク質のこともありますし，血液の中に存在するエクソソームと呼ばれる分泌顆粒の中のタンパク質や核酸の場合もあります．また，多くの分子を正確に計測できるようになると，それを個々の情報としてではなく，全体のパターンとして評価しようという試みもなされています．このようなことを駆使して，非B非C肝疾患の患者さんの病態を的確に把握し，そのリスクを評価するバイオマーカーの開発が行われています．

　バイオマーカーというのは，単なるマーカーを超える可能性も秘めています．一般には，マーカーというのは，たとえばNAFLDやNASHの患者さんの中で，肝癌を含めた合併症の発症リスクが高い肝硬変の有無を当てることだと思われがちですが，実はマーカーが既存の疾患概念を超えることだってありうるのです．定義された疾患名，たとえば肝硬変という病名が重要なのはなぜでしょうか．それは，患者さんの生死や，あるいは肝癌の発生や，静脈瘤の出血など臨床的に重要なアウトカムと密接に関連するからです．しかし，同じ肝硬変と言っても，すべての人が同じ肝癌発生や同じ静脈瘤出血のリスクをもっているわけではありません．肝硬変であるかどうかよりも，もしあるバイオマーカーのほうが的確に肝癌のリスクや合併症の発生を予測できたとしたら，それのほうが優れているということになります．

　たぶん，人間にとって一番大切なことは，生死の問題ですよね．それから生活の質（quality of life：QOL）も大切です．誰もが健康で長生きしたいのです．もちろん，人生の満足度なども重要なのですが，このあたりになると医療で制御できる範囲を超えてしまいますから，少し置いておきましょう．しかし，バイオマーカーが既存の疾患名よりも，より的確に患者さんの予後を規定し，治療法を指し示すことができたとしたら，その時に疾患概念は大きく変化することになります．

コラム28　感度と特異度

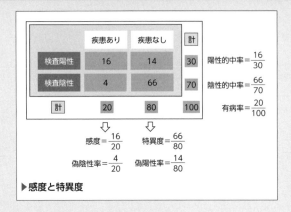

	疾患あり	疾患なし	計
検査陽性	16	14	30
検査陰性	4	66	70
計	20	80	100

陽性的中率 $=\dfrac{16}{30}$

陰性的中率 $=\dfrac{66}{70}$

有病率 $=\dfrac{20}{100}$

感度 $=\dfrac{16}{20}$　　特異度 $=\dfrac{66}{80}$

偽陰性率 $=\dfrac{4}{20}$　　偽陽性率 $=\dfrac{14}{80}$

▶**感度と特異度**

　ここで，感度と特異度について少し説明しておきます．図を見てください．肝臓の病気を
もつ100人の患者さんのなかに，20人の肝硬変の患者さんがいるとします．この中で，あ
る線維化マーカーを測定すると，30人で異常になったとしましょう．内訳は，肝硬変患者
さん20人のうち16人が異常と判定され，肝硬変でない患者さん80人のうち14人が異常
と判定されたとします．そうすると，この検査は，肝硬変の患者さん20人のうち16人を
正しく判定したので，検査の感度は20分の16，すなわち80％になります．これでよいと
思われるかもしれませんが，実は肝硬変でない患者さんのほうも大切なのです．たとえば，
肝硬変のない患者さんのうち80％の64人が検査で陽性になったとしたらどう思いますか．
これは意味がないですよね．占いと一緒になります．幸い今回の場合は，80人のうち14人
しか陽性になっていないのですから，これは案外よいのかもしれません．これをどう評価し
たらよいでしょうか．検査というのは，病気の人を病気だと判定するだけではなく，病気で
ない人に「病気でない」と言ってあげられることも重要なのです．この場合は，肝硬変でな
い80人のうち，何人を検査で陰性であると言ってあげられるかということになります．こ
れを特異度と言い，66人が検査で陰性になったので80分の66，すなわち82.5％になりま
す．先ほどの占いの場合だと，80分の16，これは20％でかなり低いですね．このように，
検査というのは，感度はもちろん高くなければなりませんが，特異度も高くなければならな
いのです．

　この例では，検査の結果が最初から陽性と陰性に分けられるとして話をしましたが，血
液の検査などは一般に結果は数字で返ってきます．そもそも，どこからどこまでを正常で，

どこからどこまでを異常とするかは難しい問題です．一般には，健康な人をたくさん集めてきて，そのデータをもとにカットオフと呼ばれる異常と正常の判定の基準を設けています．しかし，先ほどの例のように，肝臓の病気のある患者さんを対象として肝硬変かどうかを判定するために検査結果を利用するのであれば，それに適したカットオフ値を設ければよいということになります．両者を区別する上で，感度が高くて，特異度も高い数字を設定してやればよいのですが，一般に，両者はトレードオフの関係にあって，どちらかをよくすると反対側が悪くなります．先ほどのある線維化マーカーの例で，20人の肝硬変の患者さんのうち，できるだけ陽性者を増やそう（すなわち感度を上げよう）として検査の基準値を甘くすると，肝硬変のない患者さんの中でも陽性の人が増えてきて特異度が下がるだろうということは納得していただけると思います．

　この感度と特異度を最もよい具合に調整するためには，次のようにします．100%から特異度を引いたものを偽陽性率と言います．感度が高く，偽陽性率が低い状態を設定すればよいということになるので，前者をy軸，後者をx軸にしてROC曲線（receiver operatorating characteristic curve）と呼ばれるグラフを書きます．このグラフが最も左上に近いところが「よいカットオフ値」ということになります．ROC曲線というのは，日本語にすると受信者動作特性曲線というのですが，これは第二次世界大戦中にアメリカ軍がレーダーの研究から開発したものです．それが医療に役立っているのですから，少し面白いですね．

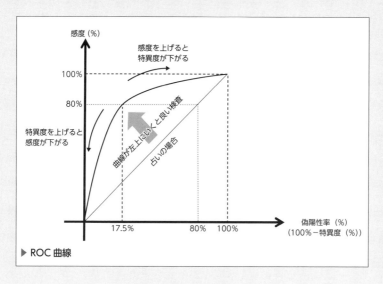

▶ ROC曲線

　さて，以上のような，肝硬変か肝硬変でないかという検査，どう評価されますか．この検査だけで肝硬変であるということを当てるのは難しいとも言えますし，ある程度参考にするのならば，まずまずと思われるかもしれません．でも，次のような状況を考えてみたらいかがでしょうか．先ほどの例では，肝臓の病気がある通院中の患者さん100人のうち20人を問題にしていました．これを有病率20％の状態と言います．それでは，一般の検診で1万人の検診受診者から10人の肝硬変の患者さんを拾い上げる場合を考えてみましょう．これは有病率0.1％の場合です．この場合は，感度が80％でしたから，肝硬変の患者さん8人が拾い上げられます．一方，肝硬変でない9990人のうち，特異度が82.5％，すなわち偽陽性率17.5％ですから，約1750人を陽性としてしまいます．ということは，陽性と判定された人のうち，200人に1人しか肝硬変がいないのですから少し気が遠い話になりますね．最初の例では，検査で陽性になった患者さんのうち約半分は肝硬変でした（陽性的中率）．でも，今回の場合は200人に1人です．ほとんどの場合は，陽性であっても肝硬変と心配しなくてもいいですね．このように，検査の結果というのは有病率によってだいぶ見え方が変わってきます．

　このことは，たくさんの患者さんの中から少数のリスクのある患者さんを拾い出すことがどれだけ難しいかを意味しています．これが，現在の脂肪肝の患者さんのリスク評価を難しくしていることの理由の1つになっています．脂肪肝の患者さんが2000万人いるとします．このなかの200万人がNASHとすると，有病率は10％です．肝癌という視点でいうと，非B非C肝癌が年間1万2000人発生すると仮定すると，そのうちの3分の1の4000人がNASH肝癌と推定されます．200万人の中から，肝癌のリスクの高い患者さんをどう絞り込んでいくのかということも大きな問題です．一方，糖尿病の患者さんは全国で1000万人です．この中で肝癌になる人は毎年0.1％程度です．このような状況の中で，良いバイオマーカーを見つけることは決して容易ではないのですが，日夜精力的な研究がなされています．

6.2.4　今後の展開

　多様性のある疾患を一元的にまとめ上げる，あるいは峻別するバイオマーカーが出てくれば，疾患をよりよく理解できるようになるということを述べましたが，実は，C型肝炎の発見の際に起こったことは，そのようなことでした．C型肝炎が発見された時，何といってもC型肝炎の抗体というマーカーを手に入れたことが大きかったということをお話ししました．C型肝炎のウイルス抗体というのは，C型肝炎ウイルスの感染を示す重要なバイオマーカーです．ウイルスRNAは極

めて精度が高いので，感染の有無と完璧に一致します．これは感染の有無を示す
指標ですから，このあたりになるとマーカーという言葉が不似合いな具合になり
ますが，考えてみれば，このマーカーは従来の「非A非B慢性肝疾患」の中から，
1つの明確な「疾患」を明らかにし，そのことが患者さんの予後の把握や治療法
の選択に，決定的なインパクトを与えました．脂肪肝の場合は，感染症ではない
ですから，このような感染抗体や感染ウイルスがマーカーになるということはな
いのですが，新しいバイオマーカーが出現すれば，疾患概念が整理され医療の世
界は一変するでしょう．

　C型肝炎ウイルスのマーカーが陽性だと，将来肝臓の状態が悪くなることが確
実に予測できるようになりました．現在の非B非Cの肝疾患のマーカーは，将来
の肝臓の状態を，C型肝炎ウイルスのマーカーほど確実には予測してくれません．
肥満や糖尿病は肝癌のリスクですが，日本で1000万人の糖尿病の患者さん，男
性成人の30％が肥満だと言われる時代に，糖尿病だから，肥満だから，あるい
は脂肪肝だからというだけで，将来肝癌になる患者さんを囲い込むことはできま
せん．C型肝炎のように，「ウイルスをもっていれば40倍のリスクになる」とい
うようなマーカーが欲しいのです．

　非B非C肝疾患を取り巻く状況は，C型肝炎発見前夜によく似ています．当時は，
目の前の非A非Bの肝疾患の患者さんがたくさんおられ，何が原因で肝臓が悪いのか，
そしてその患者さんの将来のリスクはどの程度なのか，それがわかりませんでした．
しかし，そのような領域に，突然大きなブレークスルーが訪れると世界は大きく変
わるのです．非B非C肝疾患の領域も，まさに夜明け直前の状況です．この領域に
も劇的な進歩が近い将来訪れ，医療の進歩がみられるでしょう（**図6-1**）．

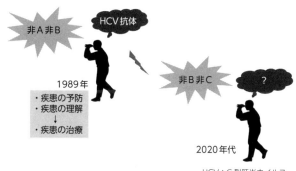

▶**図 6-1 新しい発見が時代を切り開く**

HCV：C 型肝炎ウイルス

おわりに

　C型肝炎は血液を介して感染する疾患です．インフルエンザや新型コロナウイルスなどの飛沫感染や結核などの空気感染に比べて，感染が広がる機会はとても限定的です．昔は剃刀や創傷の処置などで感染が発生していたと考えられますが，広がりは小さかったのではないでしょうか．しかし，皮肉なことに，観血的な治療が発展する近代になって，むしろその感染が広がったと考えられます．ウイルスゲノムの進化をみても，近代になって急速に多様性を獲得していることから，もともと静かに潜んでいた感染症が，近代になって爆発的に世界に広がったと考えてよいと思われます．

　そして，その感染の拡大の結果は，人類に甚大な健康被害を引き起こしました．感染すると70％の患者さんで持続感染が成立し，その後ゆっくりですが，確実に肝臓の線維化と癌化が進行します．20 〜 30年ほどの歳月をかけて（この期間は患者さんによって様々ですが）肝硬変・肝癌へと進んでいく，そのような疾患なのです．このような疾患が1989年まで，誰にもその原因が知られずに潜んでいました．ウイルスの発見はその疾患の実態と自然史を明らかにし，そしてインターフェロンが，限定的ではあるものの有効であることを明らかにしました．ゲノムの発見は，C型肝炎に対する特効薬の開発にはすぐにはつながりませんでしたが，10年後に開発された増殖系の確立は，抗ウイルス薬の開発に大きく道を開きました．現在では，95％を超える患者さんでウイルスが排除できる時代になっています．薬剤が高価であること，感染者の1人ひとりにまだ検査や薬が行き届いていないなど社会的な問題はありますが，医学的にはほぼ感染症としての克服のめどが立ったということになります．しかし，同時に「感染症としての治癒」が，直ぐには「肝疾患の治癒」を意味しないことも本文で繰り返し指摘しておきました．

　私たちは，C型肝炎という大きな山の頂にようやく近づいてきたわけですが，足元にはC型肝炎以外に大きな肝疾患がたくさん横たわっています．もう1つのウイルス性肝炎であるB型肝炎は，ウイルスの発見（1960年代）も特異的な抗ウイルス薬の開発（核酸アナログ製剤）もC型肝炎に先駆けて行われましたが，

まだ完全にウイルスが排除できる段階に達していません．非ウイルス性肝疾患としては，非アルコール性脂肪肝炎（NASH）の対策があります．肝疾患が進展するリスクの高い患者さんをどのように囲い込むか，そして治療法はどうするのか，まさにC型肝炎発見前夜の暗闇の状態です．一般の方が一番気にされるアルコール性肝障害も，未解決で重要な問題です．肝疾患の終末像である肝硬変，肝不全，門脈圧亢進症，肝癌の対策が喫緊の課題であることは論を俟ちません．本書が，肝臓領域のこのような疾患の克服のために，あるいは他の診療領域の疾患の克服のために，何らかのヒントを与えることができれば望外の幸せです．また，広く一般の方々に，医学・医療の進展の一端をご理解いただけたとすれば嬉しいです．

　最後になりますが，C型肝炎の研究・医療開発には多くの方々が多大な貢献をされています．その中で，日本人の先生方が果たした役割は格段のものがあります．本書では，できるだけ内容を簡潔にするために，個々の先生方のお名前を明示することなくご業績を引用させていただきました．改めてご容赦いただければと思います．また，私の認識違いから，誤った記述があるかもしれません．お気づきの際は編集部にご一報ください．お付き合いくださりありがとうございました．

後　記
—— 2020 年のノーベル医学生理学賞に添えて

　2020年のノーベル医学生理学賞は、「C型肝炎ウイルスの発見」に対して、ハーベイ・オルター（Harvey J. Alter）博士（米国立保健研究所）、マイケル・ホートン（Michael Houghton）博士（カナダ・アルバータ大学）、チャールズ・ライス（Charles M. Rice）博士（米ロックフェラー大学）に贈られました。C型肝炎ウイルスの発見の論文発表は1989年、遺伝子断片が見つかったという報道は1988年のことですから、「実に長い時間がかかったな」というのが正直な感想です。C型肝炎ウイルスの発見は、それから数年以内に、C型肝炎という今まで知られていなかった病気の疾患概念を確立し、その予防法まで明らかにしたのですから、もっと早い段階で受賞してもおかしくなかったと思います。2010年代に入って、このウイルスの発見がようやく「創薬」につながり、疾患の克服が見えてきたというこの時期になって、満を持しての授与ということなのでしょう。

　本文にも出てきていますが、オルター博士は、AでもBでもない輸血後のウイルス性肝炎があるということを明らかにした先生です。ホートン博士は、ベンチャー企業カイロン社を率いて、世界に先駆けてC型肝炎ウイルスの遺伝子断片をクローニングし、併せてその抗体アッセイ系も開発した先生です。そして、ライス博士は、その遺伝子の全長を微妙に修飾することにより、そのRNAがチンパンジーの肝臓で増殖し、ウイルスを放出して、肝炎を発症することを証明した先生です。私は、第2章の冒頭でコッホの4原則について書いていますが、さしずめ、オルター博士が疾患の存在を提唱し、ホートン博士がその感染検体から病原体を分離し、ライス博士がそれに確かに病原性があるということを証明したと言ってもよいでしょう。

　その後、この偉大な「発見」が、抗ウイルス薬の開発へとつながっていくステップには、本書で紹介したように、大きな第二幕があったのですが、この部分については、今回は受賞の対象にはなりませんでした。

　ノーベル賞に匹敵する医学賞としてラスカー賞というものがあります。その受賞者の半数以上が、後にノーベル医学生理学賞を受賞すると言われていますので、その前哨戦ともいうべき権威のある国際的な賞です。このラスカー賞では、今

までにC型肝炎に対して二度にわたって賞が与えられています．医学の全分野を対象としていますから，単一の疾患に対して二度の表彰というのは異例のことだと思います．1回目が2000年で，これはC型肝炎の発見に対して，そして2回目が2016年で，これは創薬に対してです．実は，オルター博士とホートン博士は2000年の受賞者，ライス博士は2016年の受賞者の一人です．これは，ライス博士が作り上げた複製可能なRNAというものが，4.1.1で紹介したレプリコンの作製にとっても重要だったからです．この2回目の表彰では，レプリコンを作製した研究者，そしてポリメラーゼ阻害薬を開発した研究者も併せて受賞しています．

　いずれにしましても，2020年10月5日，日本時間の夕刻に突然飛び込んできたこの度の授賞は，医学の歴史の中でC型肝炎の発見がいかに大きな出来事であるかということを，改めて思い起こさせるものでした．C型肝炎の歴史は，原因の解明（ウイルスの発見）→疾患の理解→予防法の確立→創薬への展開→臨床応用という一連の流れが，疾患の克服と人類の健康と福祉にどれだけ役立つかということをわかりやすく示す格好のモデルであるように思います．今後，この発見を起点とした疾患の制圧が，あまねく世界に普及することを願っています．

　2020年10月5日，ノーベル賞授賞のニュースを聞いて記す

竹 原 徹 郎

参考文献

輸血後の非A非B肝炎の存在の提唱

- Alter HJ, et al: Clinical and serological analysis of transfusion-associated hepatitis. Lancet. 1975; 2(7940): 838-841.

非A非B治療時代に行われたインターフェロンの臨床試験

- Hoofnagle JH, et al: Treatment of chronic non-A,non-B hepatitis with recombinant human alpha interferon. A preliminary report. N Engl J Med. 1986; 315(25): 1575-1578.

C型肝炎ウイルス（HCV）の発見

- Choo QL, et al: Isolation of a cDNA clone derived from a blood-borne non-A, non-B viral hepatitis genome. Science. 1989; 244(4902): 359-362.

C型肝炎の抗体アッセイ系

- Kuo G, et al: An assay for circulating antibodies to a major etiologic virus of human non-A, non-B hepatitis. Science. 1989; 244(4902): 362-364.

C型肝炎ウイルス（HCV）の全ゲノム配列の決定

- Kato N, et al: Molecular cloning of the human hepatitis C virus genome from Japanese patients with non-A, non-B hepatitis. Proc Natl Acad Sci U S A. 1990; 87(24): 9524-9528.

- Takamizawa A, et al: Structure and organization of the hepatitis C virus genome isolated from human carriers. J Virol. 1991 Mar; 65(3): 1105-1113.

- Choo QL, et al: Genetic organization and diversity of the hepatitis C virus. Proc Natl Acad Sci U S A. 1991; 88(6): 2451-2455.

PCRによるウイルスの検出

- Kato N, et al: Detection of hepatitis C virus ribonucleic acid in the serum by amplification with polymerase chain reaction. J Clin Invest. 1990; 86(5): 1764-1767.

- Chayama K, et al: Effect of interferon administration on serum hepatitis C virus RNA in patients with chronic hepatitis C. Hepatology. 1991; 13(6): 1040-1043.

- Hagiwara H, et al: Detection of hepatitis C virus RNA in chronic non-A, non-B liver disease. Gastroenterology. 1992; 102(2): 692-694.

定量PCR法

- Hagiwara H, et al: Quantitative analysis of hepatitis C virus RNA in serum during interferon alfa therapy. Gastroenterology. 1993; 104(3): 877-883.

C型肝炎の自然史

- Kiyosawa K, et al: Natural history of hepatitis C. Intervirology. 1994; 37(2): 101-107.

ウイルス遺伝子型

- Enomoto N, et al: There are two major types of hepatitis C virus in Japan. Biochem Biophys Res Commun. 1990; 170(3): 1021-1025.

- Zein NN: Clinical significance of hepatitis C virus genotypes. Clin Microbiol Rev. 2000; 13(2): 223-235.

- Simmonds P, et al: Consensus proposals for a unified system of nomenclature of hepatitis C virus genotypes. Hepatology. 2005; 42(4): 962–973.

ISDRの発見

- Enomoto N, et al: Mutations in the nonstructural protein 5A gene and response to interferon in patients with chronic hepatitis C virus 1b infection. N Engl J Med. 1996; 334(2): 77–81.

クローニングされたHCV RNAの感染性の証明

- Kolykhalov AA, et al: Transmission of hepatitis C by intrahepatic inoculation with transcribed RNA. Science. 1997; 277(5325): 570–574.

インターフェロン治療による発癌抑制

- Kasahara A, et al: Risk factors for hepatocellular carcinoma and its incidence after interferon treatment in patients with chronic hepatitis C. Osaka Liver Disease Study Group. Hepatology. 1998; 27(5): 1394–1402.

- Yoshida H, et al: Interferon therapy reduces the risk for hepatocellular carcinoma: national surveillance program of cirrhotic and noncirrhotic patients with chronic hepatitis C in Japan. IHIT Study Group. Inhibition of Hepatocarcinogenesis by Interferon Therapy. Ann Intern Med. 1999; 131(3): 174–181.

インターフェロンによる線維化抑制

- Shiratori Y, et al: Histologic improvement of fibrosis in patients with hepatitis C who have sustained response to interferon therapy. Ann Intern Med. 2000; 132(7): 517–524.

インターフェロン治療の変遷

- Hayashi N, et al: Antiviral therapy for chronic hepatitis C: past, present, and future. J Gastroenterol. 2006; 41(1): 17–27.

C型肝炎ウイルス（HCV）の進化

- Mizokami T, et al: Tracing the evolution of hepatitis C virus in the United States, Japan, and Egypt by using the molecular clock. Clin Gastroenterol Hepatol. 2005; 3(10 Suppl 2): S82-85.

*IL28B*遺伝子多型

- Tanaka Y, et al: Genome-wide association of *IL28B* with response to pegylated interferon-alpha and ribavirin therapy for chronic hepatitis C. Nat Genet. 2009; 41(10): 1105–1109.

- Thomas DL, et al: Genetic variation in *IL28B* and spontaneous clearance of hepatitis C virus. Nature. 2009; 461(7265): 798–801.

*IL28B*とISG発現

- Urban TJ, et al: *IL28B* genotype is associated with differential expression of intrahepatic interferon-stimulated genes in patients with chronic hepatitis C. Hepatology. 2010; 52(6): 1888–1896.

- Honda M, et al: Hepatic ISG expression is associated with genetic variation in interleukin 28B and the outcome of IFN therapy for chronic hepatitis C. Gastroenterology. 2010; 139(2): 499–509.

*ITPA*遺伝子多型

- Fellay J, et al: *ITPA* gene variants protect against anaemia in patients treated for chronic hepatitis C. Nature. 2010; 464(7287): 405–408.

- Hitomi Y, et al: Inosine triphosphate protects against ribavirin-induced adenosine triphosphate loss by adenylosuccinate synthase function. Gastroenterology. 2011; 140(4): 1314–1321.

NKレセプター遺伝子多型

- Khakoo SI, et al: HLA and NK cell inhibitory receptor genes in resolving hepatitis C virus infection. Science. 2004; 305(5685): 872–874.

肝臓内へのHCV RNA投与によるチンパンジー感染モデルの作出

- Kolykhalov AA, et al: Transmission of hepatitis C by intrahepatic inoculation with transcribed RNA. Science. 1997; 277(5325): 570–574.

レプリコンの開発

- Lohmann V, et al: Replication of subgenomic hepatitis C virus RNAs in a hepatoma cell line. Science. 1999; 285(5424): 110–113.

レプリコンの応用

- Yokota T, et al: Inhibition of intracellular hepatitis C virus replication by synthetic and vector-derived small interfering RNAs. EMBO Rep. 2003; 4(6): 602–608.

JFH1の開発

- Wakita T, et al: Production of infectious hepatitis C virus in tissue culture from a cloned viral genome. Nat Med. 2005; 11(7): 791–796.

NS3/4Aプロテアーゼの結晶構造

- Yao N, et al: Molecular views of viral polyprotein processing revealed by the crystal structure of the hepatitis C virus bifunctional protease-helicase. Structure. 1999; 7(11): 1353–1363.

NS5Bポリメラーゼの結晶構造

- Lesburg CA, et al: Crystal structure of the RNA-dependent RNA polymerase from hepatitis C virus reveals a fully encircled active site. Nat Struct Biol. 1999; 6(10): 937–943.

テラプレビルの単剤治療と薬物耐性

- Reesink HW, et al: Rapid decline of viral RNA in hepatitis C patients treated with VX-950: a phase Ib, placebo-controlled, randomized study. Gastroenterology. 2006; 131(4): 997–1002.

- Sarrazin C, et al: Dynamic hepatitis C virus genotypic and phenotypic changes in patients treated with the protease inhibitor telaprevir. Gastroenterology. 2007; 132(5): 1767–1777.

インターフェロン・フリー治療

- Kumada H, et al: Daclatasvir plus asunaprevir for chronic HCV genotype 1b infection. Hepatology. 2014; 59(6): 2083–2091.

- Mizokami M, et al: Ledipasvir and sofosbuvir fixed-dose combination with and without ribavirin for 12 weeks in treatment-naive and previously treated Japanese patients with genotype 1 hepatitis C: an open-label, randomised, phase 3 trial. Lancet Infect Dis. 2015; 15(6): 645–653.

耐性ウイルス

- Uchida Y, et al: Development of rare resistance-associated variants that are extremely tolerant against NS5A inhibitors during daclatasvir/asunaprevir therapy by a two-hit mechanism. Hepatol Res. 2016; 46(12): 1234–1246.

P32欠損株

- Doi A, et al: Nonstructural protein 5A/P32 deletion after failure of ledipasvir/sofosbuvir in hepatitis C virus genotype 1b infection. Hepatology. 2018; 68(1): 380–383.

- Hikita H, et al: NS5A-P32 Deletion in Hepatitis C Genotype 1b Infection is the Most Refractory Treatment-Mediated Amino Acid Change Exhibiting Resistance to all NS5A Inhibitors. Semin Liver Dis. 2020; 40(2): 143–153.

- Izumi N, et al: Sofosbuvir-velpatasvir plus ribavirin in Japanese patients with genotype 1 or 2 hepatitis C who failed direct-acting antivirals. Hepatol Int. 2018; 12(4): 356–367.

- Uemura H, et al: NS5A-P32 deletion as a factor involved in virologic failure in patients receiving glecaprevir and pibrentasvir. J Gastroenterol. 2019; 54(5): 459–470.

インターフェロン治療とDAA治療による発癌抑制の比較

- Tahata Y, et al: Hepatocellular carcinoma occurrence does not differ between interferon-based and interferon-free treatment with liver histological assessment. Hepatol Res. 2020; 50(3): 313–320.

DAA治療後のエピジェネティック異常の残存

- Perez S, et al: Hepatitis C virus leaves an epigenetic signature post cure of infection by direct-acting antivirals. PLoS Genet. 2019; 15(6): e1008181.

C型肝炎の肝外病変

- Younossi Z, et al: Extrahepatic Manifestations of Hepatitis C: A Meta-analysis of Prevalence, Quality of Life, and Economic Burden. Gastroenterology. 2016; 150(7): 1599–1608.

RIG-Iによるウイルス認識機構

- Saito T, et al: Innate immunity induced by composition-dependent RIG-I recognition of hepatitis C virus RNA. Nature. 2008; 454(7203): 523–527.

肝癌発生の地域差

- Fattovich G, et al: Hepatocellular carcinoma in cirrhosis: incidence and risk factors. Gastroenterology. 2004; 127(5 Suppl 1): S35–50.

DAAによるB型肝炎の再活性化

- FDA Drug Safety Communication: FDA warns about the risk of hepatitis B reactivating in some patients treated with direct-acting antivirals for hepatitis C.
[https://www.fda.gov/drugs/drug-safety-and-availability/fda-drug-safety-communication-fda-warns-about-risk-hepatitis-b-reactivating-some-patients-treated]（2021 年 2 月 12 日閲覧）

- Doi A, et al: Frequency of, and factors associated with, hepatitis B virus reactivation in hepatitis C patients treated with all-oral direct-acting antivirals: Analysis of a Japanese prospective cohort. Hepatol Res. 2017; 47(13): 1438–1444.

B型とC型の共感染

- Murai H, et al: Hepatitis C virus infection suppresses hepatitis B virus replication via the RIG-I-like helicase pathway. Sci Rep. 2020; 10(1): 941.

非代償性肝硬変

- Di Marco V, et al: Effects of Eradicating Hepatitis C Virus Infection in Patients With Cirrhosis Differ With Stage of Portal Hypertension. Gastroenterology. 2016; 151(1): 130–139.e2.

- Takehara T, et al: Efficacy and safety of sofosbuvir-velpatasvir with or without ribavirin in HCV-infected Japanese patients with decompensated cirrhosis: an open-label phase 3 trial. J Gastroenterol. 2019; 54(1): 87–95.

• Tahata Y, et al: Sofosbuvir plus velpatasvir treatment for hepatitis C virus in patients with decompensated cirrhosis: a Japanese real-world multicenter study. J Gastroenterol. 2021; 56(1): 67-77.

• Maesaka K, et al: Clinical course of hepatitis C virus-positive patients with decompensated liver cirrhosis in the era of direct-acting antiviral treatment. Hepatol Res. 2021 Jan 28. doi: 10.1111/hepr.13623. Online ahead of print.

非B非C肝癌

• Tateishi R, et al: A nationwide survey on non-B, non-C hepatocellular carcinoma in Japan: 2011-2015 update. J Gastroenterol. 2019; 54(4): 367-376.

その他

• World Health Organization: Global health sector strategy on viral hepatitis 2016-2021: towards ending viral hepatitis. 2016.

[https://apps.who.int/iris/bitstream/handle/10665/246177/WHO-HIV-2016.06-eng.pdf?sequence=1]（2021 年 2 月閲覧）

• Polaris Observatory HCV Collaborators: Global prevalence and genotype distribution of hepatitis C virus infection in 2015: a modelling study. Lancet Gastroenterol Hepatol. 2017; 2(3): 161-176.

• 日本肝臓学会：特集 C 型肝炎ウイルスの発見から撲滅への道. 日本肝臓学会雑誌. 2021; 62(4): 183-223. ［https://www.jstage.jst.go.jp/browse/kanzo/62/4/_contents/-char/ja］（2021 年 5 月閲覧）

索　引

著者略歴

竹 原 徹 郎
たけ はら てつ お

1959 年　東京都に生まれる
1984 年　大阪大学医学部卒業
1998 年　米国ハーバード大学研究員
現　在　大阪大学大学院医学系研究科消化器内科学教授
　　　　日本肝臓学会理事長，医学博士（大阪大学）
編著書　『困ったウイルス肝炎 パーフェクト対応ガイド』（南江堂）
　　　　『Hepatology Practice シリーズ（全 5 巻）』（文光堂）
　　　　『消化器疾患治療マニュアル 改訂 2 版』（金芳堂）など

肝炎のはなし
　―巨大感染症の発見とその克服の 30 年―　　　定価はカバーに表示

2021 年 7 月 1 日　初版第 1 刷

　　　　　　　　　　　　　著　者　竹　原　徹　郎
　　　　　　　　　　　　　発行者　朝　倉　誠　造
　　　　　　　　　　　　　発行所　株式会社　朝　倉　書　店
　　　　　　　　　　　　　　　　　東京都新宿区新小川町 6-29
　　　　　　　　　　　　　　　　　郵 便 番 号　1 6 2 - 8 7 0 7
　　　　　　　　　　　　　　　　　電　話　03（3260）0141
　　　　　　　　　　　　　　　　　F A X　03（3260）0180
〈検印省略〉　　　　　　　　　　　　http://www.asakura.co.jp

© 2021 〈無断複写・転載を禁ず〉　　　　　シナノ印刷・渡辺製本

ISBN 978-4-254-31095-5　　C 3047　　　　　Printed in Japan

聖マリアンナ医大 中島秀喜著

感 染 症 の は な し
―新興・再興感染症と闘う―

30110-6 C3047　　　　　A 5 判 200頁 本体2800円

エボラ出血熱やマールブルク熱などの新興・再興感染症から，エイズ，新型インフルエンザ，プリオン病，バイオテロまで，その原因ウイルスの発見の歴史から，症状・治療・予防まで，社会との関わりを密接に交えながら解説する。

前富山大 上村　清編

蚊 の は な し
―病気との関わり―

64046-5 C3077　　　　　A 5 判 160頁 本体2800円

古来から痒みで人間を悩ませ，時には恐ろしい病気を媒介することもある蚊。本書ではその蚊について，専門家が多方面から解説する。〔内容〕蚊とは／蚊の生態／身近にいる蚊の見分け方／病気をうつす蚊／蚊の防ぎ方／退治法／調査法／他

秋山一男・大田　健・近藤直実編

メディカルスタッフから教職員まで アレルギーのはなし
―予防・治療・自己管理―

30114-4 C3047　　　　　A 5 判 168頁 本体2800円

患者からの質問・相談に日常的に対応する看護師・薬剤師，自治体相談窓口担当者，教職員や栄養士などに向けてアレルギー疾患を解説。〔内容〕アレルギーの仕組みと免疫／患者の訴えと診断方法／自己管理と病診連携／小児疾患と成人疾患

感染研 永宗喜三郎・東邦大 脇　　司・
日獣医大学 常盤俊大・法政大 大島野智之編

寄 生 虫 の は な し
―この素晴らしき，虫だらけの世界―

17174-7 C3045　　　　　A 5 判 168頁 本体3000円

さまざまな環境で人や動物に寄生する「寄生虫」をやさしく解説。〔内容〕寄生虫とは何か／アニサキス・サナダムシ・トキソプラズマ・アメーバ・エキノコックス・ダニ・ノミ・シラミ・ハリガネムシ・フィラリア・マラリア原虫等／採集指南

日本小児感染症学会編

小 児 感 染 免 疫 学

32259-0 C3047　　　　　B 5 判 784頁 本体18000円

すべての小児科医さらには小児感染症認定医・専門医の必携書。I．感染症総論(サーベイランス，免疫，診断，治療，抗菌薬，予防接種，法)，II．臓器別感染症(上気道・口腔・頸部，下気道，敗血症，心血管，中枢神経，泌尿生殖器，消化管，腹腔内，皮膚軟部組織，骨関節，眼，全身性ウイルス)，III．特殊な状況下での感染症(外的要因，新生児，胎内，医療関連，移植関連，免疫不全，学校，輸入)，IV．原発性免疫不全症候群(複合免疫不全症，免疫不全を伴う特徴的な症候群，他)

日本ワクチン学会編

ワ ク チ ン
―基礎から臨床まで―

30115-1 C3047　　　　　B 5 判 376頁 本体9500円

海外からの旅行者の増大など，感染症罹患のリスクは近年増えつつある。本書はワクチンの歴史・概念から開発・許認可・製造・品質管理・サーベイランス・副反応などワクチンに関する最新かつスタンダードな考え方を整理し，さまざまな細菌ワクチンとウイルスワクチン，今後のワクチンして予防接種のスケジュール・禁忌・法的基盤・費用対効果など，ワクチンのすべてを詳述。正確な知識を必要とする医師，看護師・保健師・検査技師ら医療関係者や行政関係者の必携書。

東京医大 矢﨑義雄総編集

内 科 学 （第11版）［分冊版］

32271-2 C3047　　　　　B 5 判 2822頁 本体24800円

「朝倉内科」の改訂11版。オールカラーの写真や図表と本文との対応が読みやすい決定版。国家試験出題基準を網羅する内容。近年の研究の進展や発見を各章冒頭の「新しい展開」にまとめる。高齢社会の進展など時代の変化を踏まえて「心身医学」「老年医学」を独立した章に。これからの内科医に要求される守備範囲の広さに応えた。本文の理解を深め広げる図表やコラム・文献，さらに動画など豊富なデジタル付録がウェブ上で閲覧可能(本文500頁相当)。分冊版は携帯しやすく5分冊に。

上記価格（税別）は 2021 年 5 月現在